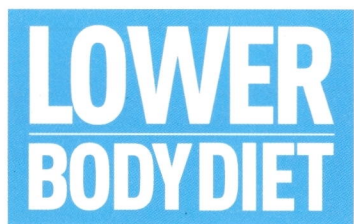

VIP 퍼스널 트레이너의
고품격 다이어트

허리 / 엉덩이 / 허벅지 / 종아리

LOWER
BODY DIET

하체를 부탁해

김민선, 박진향 지음

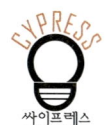

CYPRESS

싸이프레스
Creative and joyful PRESS

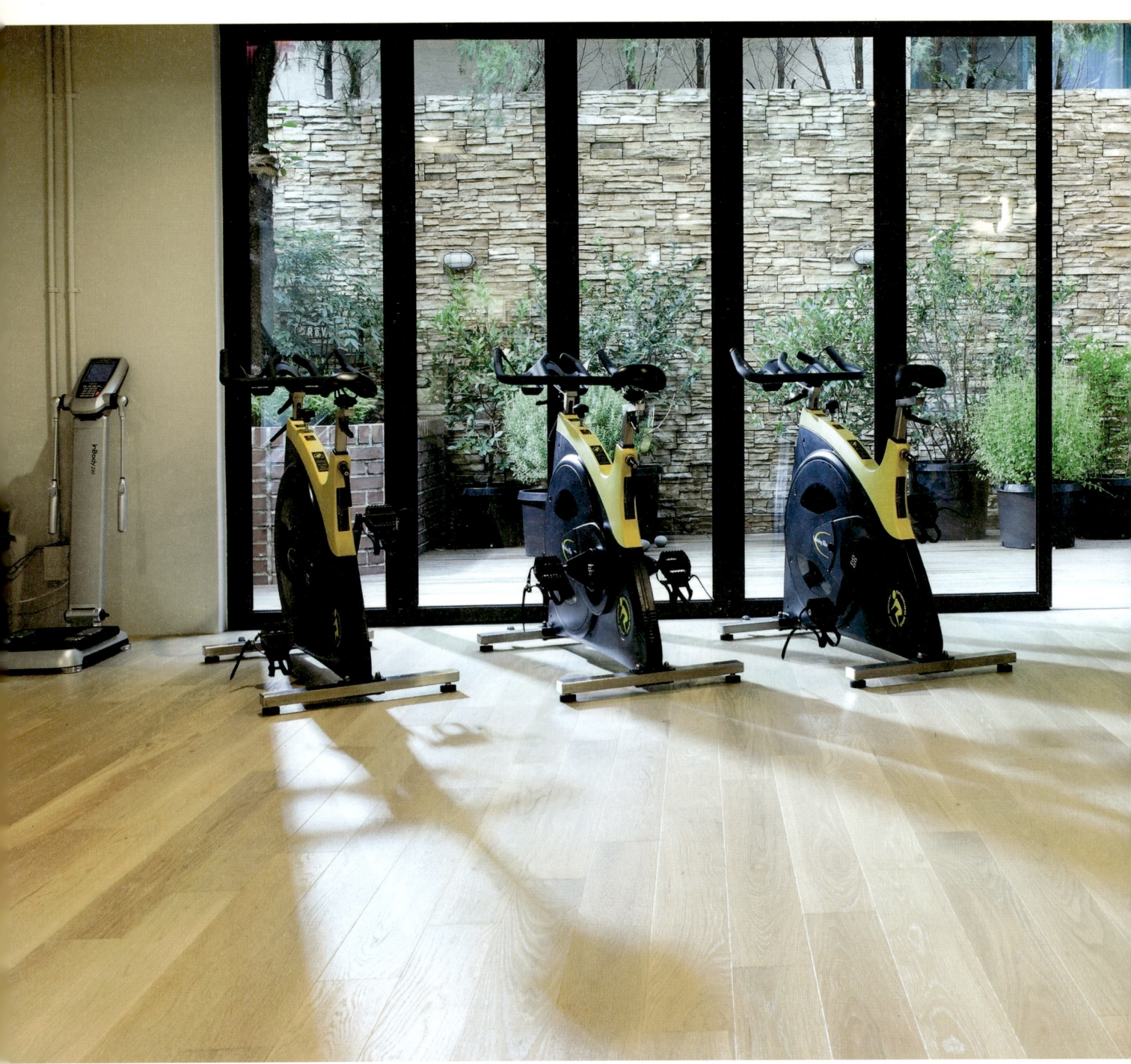

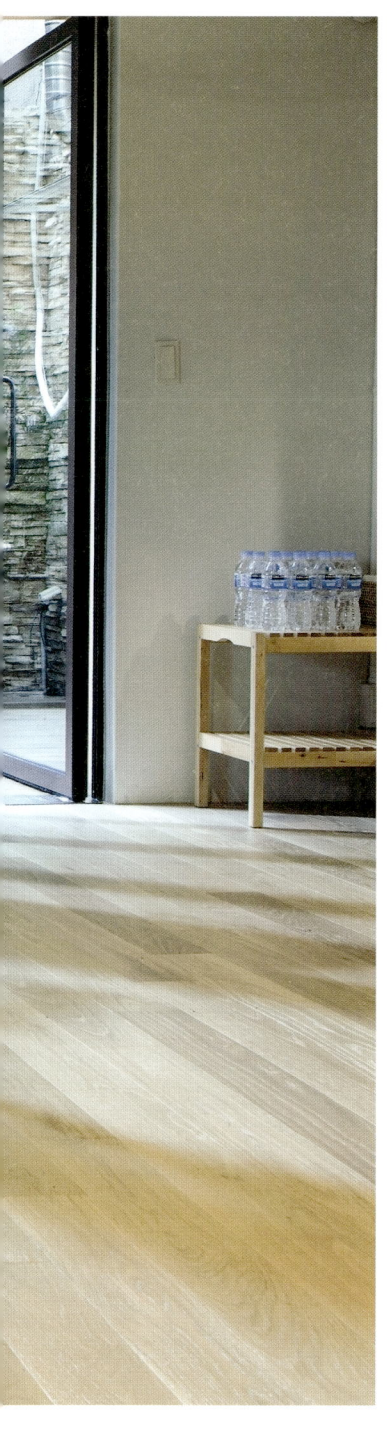

내 몸에 맞는 하체 운동을 제시하고,
여러 변형 동작을 통해 다양한 자극과
재미를 느낄 수 있도록 했습니다.

아름답고 멋진 하체를 생각하면 가장 먼저 어떤 것이 떠오르나요? 대부분 여성들은 가는 허벅지와 종아리를 가장 먼저 떠올릴 거라 생각됩니다. 하지만 건강하고 멋진 하체는 적당히 탄력 있고 근육이 잡혀 있는 허벅지와 엉덩이 그리고 종아리 라인이 조화를 이룬 것을 말합니다. 무조건 가느다란 것이 예쁜 것이라는 생각을 접으셔야 합니다.

그런데!! 골반과 분리되어 도톰하게 올라온 허벅지 근육의 탄력과 하늘 높은 줄 모르고 솟은 엉덩이 라인 그리고 탄력 있게 자리잡은 종아리...이런 건 죄다 외국 사람들이더군요. 하지만 최근 들어 우리나라에서도 건강한 몸에 대한 관심이 많아지면서 여성분들의 건강과 몸매에 대한 생각이 바뀌고 있는 추세입니다. 이제 여성분들은 마른 몸을 만들기 위한 것이 아닌 내 몸의 건강과 탄력 있는 라인을 찾기 위해 운동을 하게 됩니다.

대부분 운동을 시작하는 분들은 연예인의 멋진 사진이나 SNS를 통해 동기부여를 받고 기대감에 부풀어 운동을 시작하게 됩니다. 그러나 하체 운동은 정말 힘들고, 지루하고, 거기에다 효과도 금방 나타나지 않기 때문에 쉽게 포기하고 말죠. 하체 운동을 할 때 정해진 횟수의 반복과 엄격한 자세의 유지 그리고 꾸준함이 꼭 지켜져야 하는데 이는 누구에게나 힘듭니다.

이 책에서는 내 몸을 확인하고 내 몸에 맞는 하체 운동을 제시하며, 여러 변형 동작을 통해 다양한 자극과 재미를 느낄 수 있도록 구성하였습니다. 지루한 스쿼트 운동을 박자와 움직임의 범위 그리고 여러 변형 동작의 순차적인 연결을 통해 지루할새 없이 허벅지와 엉덩이를 자극해 1세트만 제대로 해낸다면 자극점을 찾을 수 있습니다. 사람마다 허벅지의 길이와 종아리의 길이가 다르며, 관절의 움직임 범위와 유연성이 다릅니다. 따라서 내 몸에 맞는 스쿼트 동작의 변형 방법을 제시해 탄탄한 허벅지와 하늘 높이 솟아 오를 엉덩이 라인을 가질 수 있게 도와 드리겠습니다.

쉽게 얻은 것은 쉽게 잃게 된다는 건 운동에서도 적용됩니다. 적정 체중과 건강은 일시적인 방법으론 유지하기 힘듭니다. 내 몸을 바로 알고 그에 맞는 재미있는 운동법을 통해 운동의 습관화를 완성하고, 건강한 식습관을 형성한다면 여러분은 어느새 멋진 엉덩이와 탄력 있는 허벅지, 종아리 라인을 뽐내며 시원한 여름을 맞이할 수 있을 것입니다.

한남동 레브 트레이닝에서
김민선, 박진향

CONTENTS

PART 1
WARMING UP
유산소 운동

PART 2
LOWER TRAINING
하체 운동

PART
3

COOL DOWN
스트레칭

F 커플 스트레칭

LOWER BODY 15 MIN PROGRAM

BETTER AT EVRYTHING

운동 전, 시행착오를 줄이기 위한 필수 점검
내 몸 바로 알기

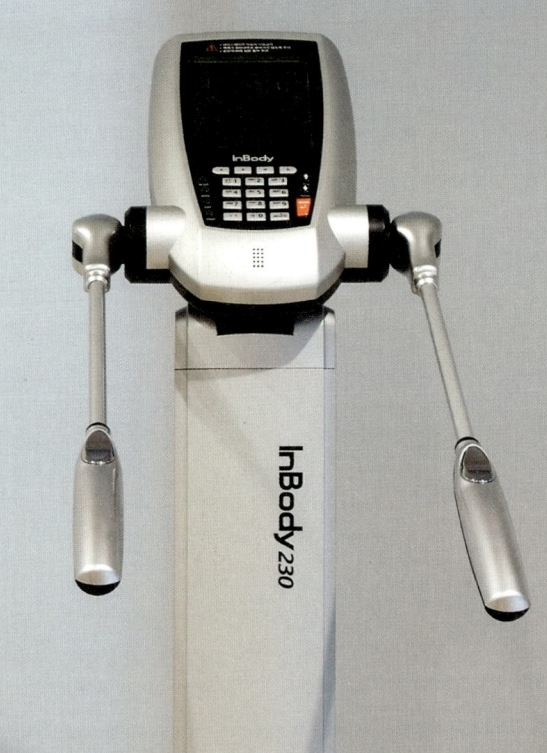
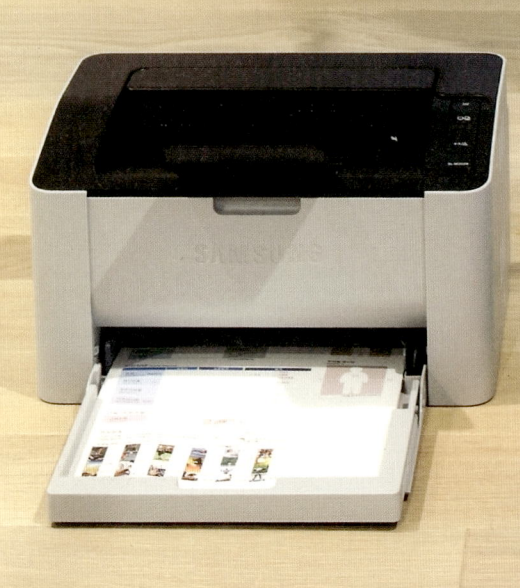
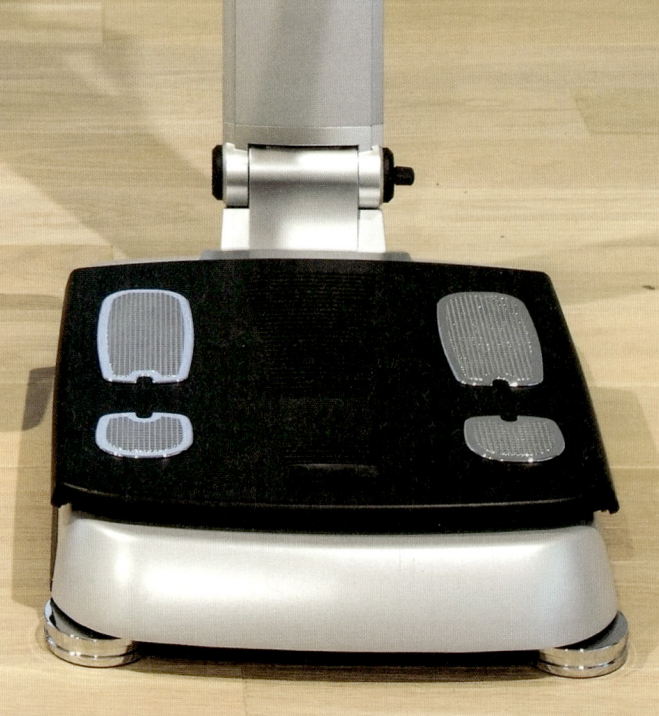

그간 책이나 영상 등을 통해 운동을 접해온 분들의 가장 큰 실수는 운동 중 몸에 통증이 느껴지는 것을 운동이 되고 있다고 착각하는 것입니다. 남들이 하는 스쿼트, 런지 등을 똑같이 따라 하더라도 누군가는 무릎이나 허리, 발목 등에 무리가 올 수 있습니다. 그 결과 운동을 오래 지속하지 못하고 중도 포기하기도 하죠. 그러나 이를 운동 방법이 잘못되었다거나 내 몸에 맞지 않는 운동이라고 생각하기보다는 '나는 운동 체질이 아니야.'라고 판단한 채 운동과 점점 멀어지곤 합니다.

하지만 이건 자신의 몸이 어느 정도 수준의 운동 범위를 수용할 수 있는지 모르기 때문에 오는 시행착오들입니다. 똑바로 선 뒤 다리를 굽히지 않은 채 상체를 앞으로 숙여 보세요. 누군가는 손바닥이 바닥에 쉽게 닿기도 하고, 누군가는 손끝 조차 닿지 못해 바둥거릴 것입니다. 이처럼 같은 동작을 하더라도 내가 소화할 수 있는 유연성, 근력 등에 따라 운동 범위에 차이가 나는 것은 당연합니다. 그러니 운동의 효과를 제대로 보려면 무조건 남의 동작, 기존에 유행하는 운동 동작을 따라만 할 것이 아니라 내 몸에 맞게 융통성 있게 수정해서 실행하는 것이 좋습니다. 그렇게 되려면 우선 내 몸의 현재 상태를 아는 것이 중요하겠지요. 대부분 사람들의 몸은 좌우균형이 맞지 않는 경우가 많습니다. 습관적으로 한쪽 어깨로만 가방을 맨다거나, 틀어진 자세로 앉아 있거나, 한쪽으로만 다리를 꼬는 등 잘못된 생활습관들로 인해 비롯된 것이지요.

지금부터 소개하는 내용은 이 책에 소개될 운동 동작을 시작하기 전, 발생하기 쉬운 시행착오를 줄이기 위한 팁입니다. 즉, 내 몸 상태를 스스로 체크해 보는 방법에 관한 이야기입니다.

CHECK 1   내 몸 상태를 확인해 봅니다
관절의 움직임 범위
내 몸에 있는 관절의 움직임 범위가 어느 정도인지 알 수 있는 가장 쉬운 방법은 스트레칭입니다. 앞뒤좌우로 스트레칭을 진행하다 보면 어딘가 불편하고 당기는 곳이 분명 있습니다. 편안한 호흡으로 동작을 진행하며 내 몸의 균형을 체크해 봅니다.

CHECK 2   몸의 균형을 찾기 위한 준비 운동을 실행합니다
근육의 활성화
무릎 수직으로 올려 제자리 걷기로 시작해 가벼운 점핑, 몸통을 틀며 뛰는 동작들을 실시해 몸을 따뜻하게 만듭니다. 다음, 골반과 무릎, 발목의 유연성을 위한 스쿼트나 런지 동작을 천천히 진행하면서 관절이 부드럽게 움직여지는지 느껴봅니다. 양팔을 머리 위로 뻗고 내리는 동작으로 날개뼈의 움직임도 느

껴 보고, 좌우로 움직여 갈비뼈 사이와 허리 주변도 편안하게 늘여 몸의 균형을 서서히 맞춰갑니다.

CHECK 3   마지막으로 거울을 보며 내 몸을 체크합니다
몸의 앞뒤좌우 균형
거울에 비친 내 모습을 통해 어깨의 좌우 높이를 확인해 보세요. 등 뒤 날개뼈 사이의 긴장을 유지하며 천천히 가슴을 펴주면 차츰 호흡이 편안해집니다. 힘들겠지만 이 자세를 유지해 보세요. 바른 자세가 유지되니 키가 더 커 보일 수도 있겠죠. 어깨와 양쪽 귀의 간격을 최대한 멀리 떨어뜨린다는 기분으로 날개뼈를 뒤쪽 아래로 당긴 뒤 좌우 어깨 높이를 다시 한 번 확인합니다. 더불어 복부와 허리를 평평하게 펴고, 적절한 긴장을 주어 바른 자세가 유지될 수 있도록 집중합니다.

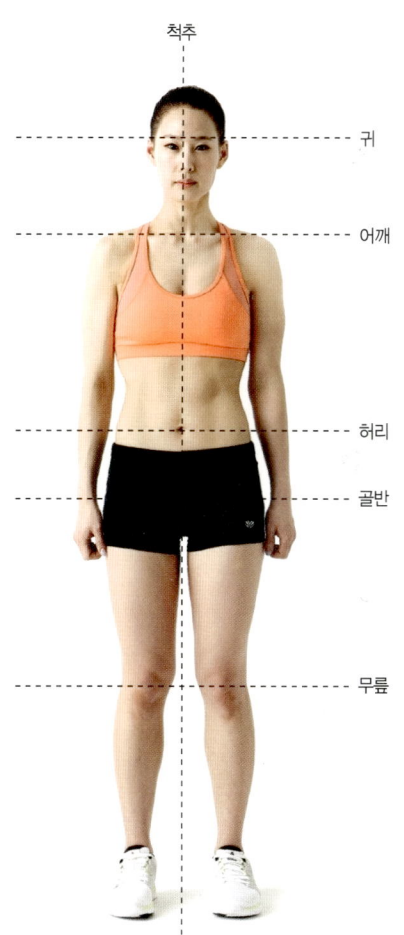

자, 이제 어떤 운동이라도 시작할 수 있는 준비가 되었습니다. 지금까지 몸의 연결 부위인 관절과 근육을 어느 정도 움직일 수 있는지 범위를 확인했으니, 이제 통증 없이 바른 자세를 유지할 수 있는 범위 내에서 책의 동작들을 따라 하면 됩니다.

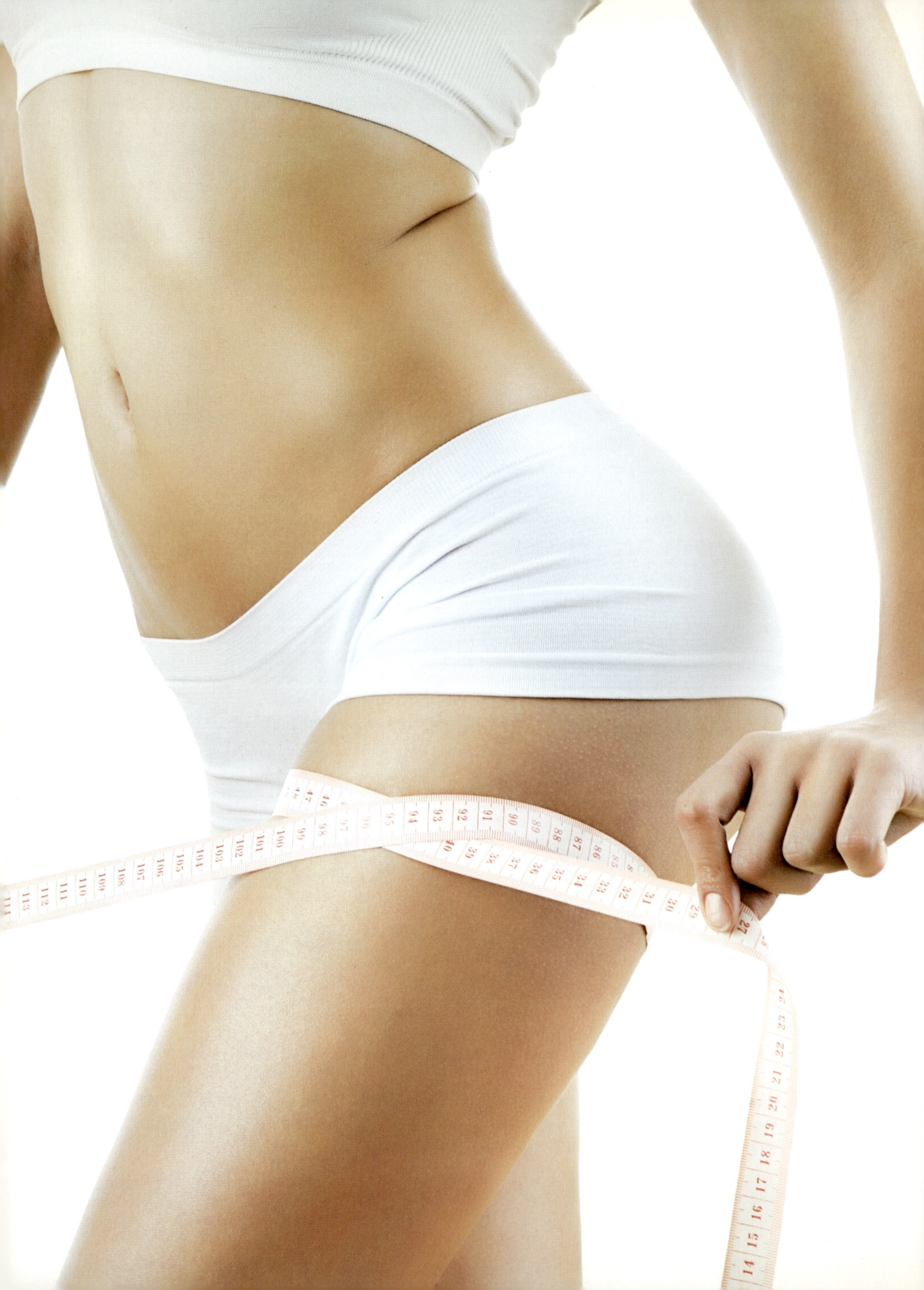

하체 다이어트
운동에 관한 잘못된 편견과 상식을 꼼꼼하게 짚어보자!

Q1 운동이 너무 싫어요. 하지만 살은 빼고 싶어요. 방법이 없을까요?

적게 먹고 굶고 최대한 많이 움직이는 방법밖에는 없습니다. 하지만 굶는다는 건 생각보다 어려운 일입니다. 건강에도 적신호가 켜지고, 오래 지속할 수도 없으니 결국 다시 원점으로 돌아오고 말죠. 방법은 생활 속에 운동을 접목시켜 자연스럽게 칼로리를 소모하는 것입니다. 오늘, 동네 산책부터 시작해 보세요. 적절한 식사 조절을 병행하고, 이로 인한 내 몸의 변화를 경험하게 된다면 '아, 조금 걸었을 뿐인데도 몸에 변화가 생기는구나. 그렇다면 다음 산책에선 살짝 뛰어볼까?'하면서 서서히 운동에 대한 관심이 생기겠죠. 운동을 해야 한다는 강박에서 벗어나세요. 천천히 걷고, 뛰고, 움직이는 모든 것들이 운동의 첫걸음입니다.

Q2 황제 다이어트, 덴마크 다이어트 등 유행하는 다이어트 식단이 있잖아요. 이거 효과가 있을까요?

효과는 있습니다. 하지만 식단만으로 얻는 효과는 일시적이죠. 영양의 불균형으로 건강을 해치게 되고, 중단하게 되면 요요현상을 경험하게 될 수도 있습니다. 몸무게가 줄었더라도 수분이 빠지고 탄력이 없어 축 처지고 늘어나게 돼 우리가 원하는 예쁜 몸매와는 거리가 멀어집니다. 건강하고 탄탄한 몸을 갖고 싶다면 고른 영양소가 함유된 3끼의 식사와 적절한 운동이 병행되어야 합니다. 같은 얘기를 반복하는 것 같지만 그만큼 운동이 중요하다는 걸 강조하는 것입니다. 일어나자마자 핸드폰을 체크하고, 출퇴근을 하는 것처럼 운동을 생활 속에 포함해 보세요. 처음 몇 번은 고생스럽겠지만 하다 보면 어느새 운동을 즐기고 있는 자신을 발견하게 될 것입니다. 덧붙이자면 다이어트 식단의 기본은 섭취한 열량보다 더 많이 소비하는 것이라는걸 잊지 마세요.

Q3 허벅지에 셀룰라이트도 많고 너무너무 두꺼운 편이에요. 스키니는 꿈도 못 꾸고, 펑퍼짐한 치마를 주로 입거나 바지를 입을 경우엔 긴 티셔츠로 허벅지를 꼭 가리고 다닙니다. 타고난 것도 있는 것 같은데 운동한다고 빠질 수 있을까요?

셀룰라이트는 부분 지방의 일환으로 흡연, 운동 부족, 고정된 자세로 오래 서 있거나 앉아 있는 것, 허벅지나 엉덩이가 꽉 끼는 옷 등을 입는 습관때문에 더 심해지곤 합니다. 쉽게 빠지거나 사라지는 것은 아니지만 이 책에 소개된 몇 가지 하체 운동을 꾸준히 실시하는 것만으로도 효과를 볼 수 있습니다.

Q4 근육으로 똘똘 뭉친 종아리를 가지고 있어요. 맥주병으로 문질러도 보고, 매일 손으로 주물러도 보는데 다음 날이면 다시 딴딴해져 무다리가 되어 있습니다. 방법이 없나요?

종아리는 몸을 바로 유지하기 위한 아주 중요한 근육입니다. 매일 마사지를 해주면 혈액순환에 도움이 되고, 걸음걸이 교정과 종아리 근육 스트레칭을 병행한다면 탄력 있고 매끈한 종아리에 가까워질 수 있습니다. 물론 종아리 관련 근육의 수축과 이완을 느낄 수 있는 운동까지 실행한다면 금상첨화!

Q5 외국 여자 모델들의 사진을 보면 엉덩이가 유독 '업'되어 있잖아요. 저는 골반이랑 엉덩이가 밋밋한 편이라 아이 몸매 같다는 소리를 많이 들어요. 저도 그녀들처럼은 아니더라도 조금은 섹시한 엉덩이, 뒤태를 가지고 싶어요. 운동으로 가능한가요?

엉덩이는 스쿼트와 런지 이 두 가지 운동법만 잘 활용해도 충분히 예쁜 라인을 완성할 수 있습니다. 다른 세부적인 운동법도 물론 있지만 이 두 가지 운동에서 다양한 발의 너비와 각도, 가동 범위 조절을 통해 허벅지와 엉덩이의 자극을 찾는다면 어느새 청바지 속을 꽉 채우고 넘치는 엉덩이 라인을 갖게 될 겁니다.

『하체를 부탁해』 100% 활용법

〈하체를 부탁해〉는 총 3파트로 구성됩니다. 순서는 유산소 운동, 하체 본 운동, 스트레칭(+커플 스트레칭)이며, 마지막에는 이 책에 소개된 동작으로 구성된 15분 프로그램이 수록되어 있습니다.

동작 번호
해당 동작의 번호입니다. 프로그램을 짤 때 유용하게 사용할 수 있습니다.

자극 부위
해당 동작을 통해 자극이 되는 부위가 어딘지를 설명합니다. 확실한 운동 효과를 원한다면 표기된 부위에 자극을 제대로 받고 있는지 체크하며 동작을 진행하세요.

동작 이름
동작의 이름은 되도록 쉽게, 있는 그대로의 동작을 묘사해 적었습니다.

QR 코드
사진과 글로도 부족하다면 영상을 참고하세요. 각 동작마다 영상을 첨부해 보다 쉽게 따라해볼 수 있도록 했습니다.

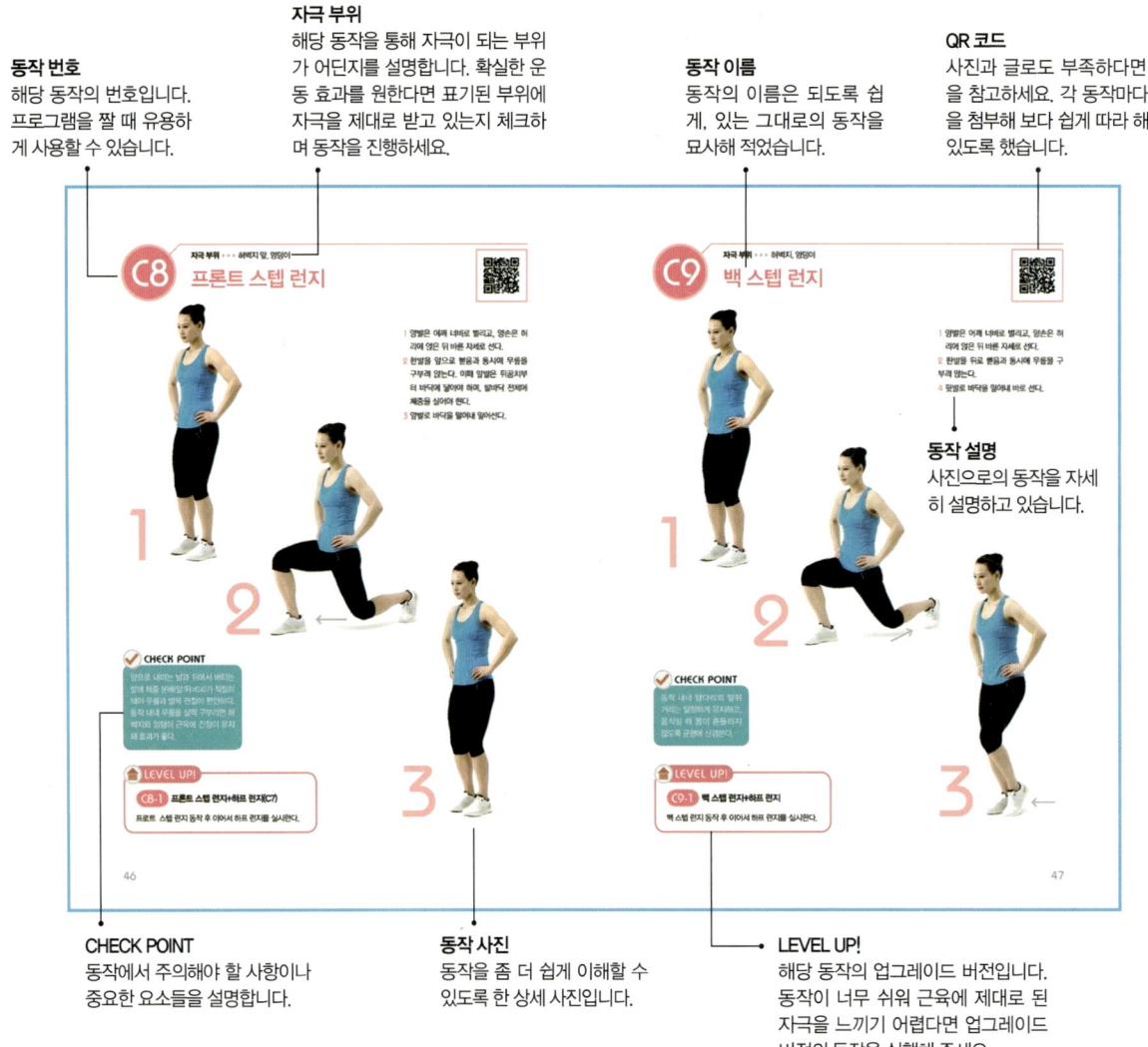

동작 설명
사진으로의 동작을 자세히 설명하고 있습니다.

CHECK POINT
동작에서 주의해야 할 사항이나 중요한 요소들을 설명합니다.

동작 사진
동작을 좀 더 쉽게 이해할 수 있도록 한 상세 사진입니다.

LEVEL UP!
해당 동작의 업그레이드 버전입니다. 동작이 너무 쉬워 근육에 제대로 된 자극을 느끼기 어렵다면 업그레이드 버전의 동작을 실행해 주세요.

HOW TO USE THIS BOOK?

① 횟수에 연연하지 말 것!

각 동작 별로 실행해야 할 동작의 개수와 세트수를 과 감히 뺐습니다. 개수를 채우기보다는 일단 하나하나의 동작을 확실하게 익히고, 정해진 시간 안에 폭발적인 힘을 내서 해당 되는 근육을 사용하는 것이 가장 중요합니다. 동작을 익힌다는 건 이 동작을 함으로써 내 몸 어느 근육에 힘이 들어가고 자극 이 전해지는지를 확실히 깨닫는 것을 말합니다.

각 동작들은 파트 별로 주어진 시간이 있어요. 각 동작을 수행 하는 시간은 유산소 운동 각 30초씩, 하체 본 운동 각 1분~1분 30초씩, 스트레칭은 무제한입니다. 각 시간 내에 해당 동작을 미친 듯이 실행하면 됩니다. 그렇다고 시간에 연연하지는 마세 요. 처음에는 1분, 다음에는 2분... 이렇게 조금씩 동작에 익숙해 지고 몸이 풀린다면 시간은 점차 늘려갈 수 있을 것입니다. 이 런 식으로 내 체력이 얼마나 좋아졌는지 느껴볼 수도 있겠죠?

② 지루할 틈이 없다!

〈하체를 부탁해〉에서는 여러분이 어디서도 볼 수 없었 던 신선한 변형 동작들을 만날 수 있습니다. 기존에 존재하는 운동 동작에서 좀 더 근육을 많이 사용할 수 있고 칼로리를 많 이 소비할 수 있는 동작으로 변형한 것입니다. 어디서나 볼 수 있는 동작이 아니므로 더 재미있고 지루하지 않게 따라 할 수 있지요. 예를 들면 같은 스쿼트 동작이라도 움직임의 범위나 템포를 조절함으로써 매번 다른 근육을 사용할 수 있게 되니 다이어트 효과도 극대화될 것입니다.

③ 셀프 다이어트 프로그램을 만들자!

책 말미에는 15분 프로그램이 수록되어 있습니다. 책 에 수록된 동작들 중 가장 효율적인 자세들을 연결하고 다양 한 근육을 자극시킬 수 있는 동작들을 뽑아 엮은 것이지요. 이 프로그램 속 동작들을 먼저 익힌 뒤 프로그램만 매일 꾸준하게 실행해도 충분한 운동 효과를 볼 수 있습니다.

이 책의 장점은 또 있습니다! 바로 스스로 프로그램을 만들 수 있다는 것이죠. 수록된 프로그램을 따라 하다 보면 '이 동작은 내게 너무 어렵네.'라거나 '이 동작으로는 내가 빼고 싶은 부위 에 자극이 부족해.' 등의 생각이 들 수 있습니다. 이럴 땐 해당 동작을 빼버리고 책 속, 내가 원하는 동작을 집어 넣으세요. 아 니면 아예 새롭게 프로그램을 구성할 수도 있습니다. 짜여진 동작, 짜여진 프로그램을 따라 할 때보다 훨씬 더 적극적으로 운동에 임하게 될 거예요.

✅ **CHECK POINT**

셀프 프로그램 D.I.Y. 구성법
1 유산소 운동 2~3가지로 시작해 몸의 온도를 높인다.
2 본 운동을 넣어 원하는 부위의 근육을 활성화시킨다(서서 하 는 동작끼리, 앉아서 하는 동작끼리 이으면 동선이 짧아져 효 율적이다.).
3 본 운동 동작 사이에 유산소 운동을 포함시켜 적정 심박수를 유지한다.
4 스트레칭으로 라인을 정돈하고, 몸을 이완시킨다.

PART
1

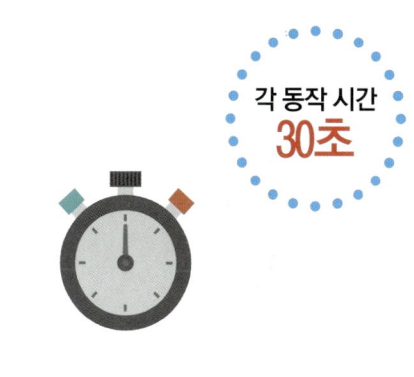

각 동작 시간
30초

WARMING UP

유산소 운동

유산소 운동의 모든 동작은 각 30초 내에서 자신이 할 수 있는 만큼 최선을 다해 실시한다. 본 운동을 실시하기에 앞서 짧은 시간 내에 심박수와 체온을 높이고 다음 단계의 힘든 운동 동작을 무리 없이 소화시킬 수 있도록 몸을 셋업하는 과정이다.

 **스텝 터치**

1 양발은 골반 너비로 벌리고, 양손은 가볍게 주먹을 쥐어 가슴 높이로 든 뒤 바른 자세로 선다.

2 오른발을 한발 옆으로 딛고, 동시에 왼발 끝으로 오른발 옆의 바닥을 터치한다. 반대쪽도 실시한다.

 CHECK POINT

무릎을 살짝 구부리면 허벅지와 종아리 근육에 힘이 들어가 긴장하게 되는데 이 상태로 동작을 진행하면 더 효과적이다.

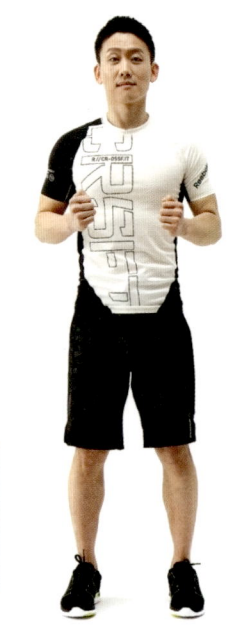 1 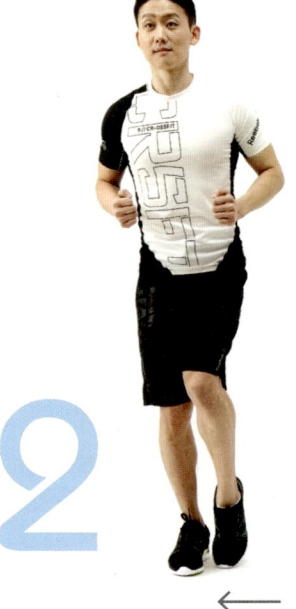 2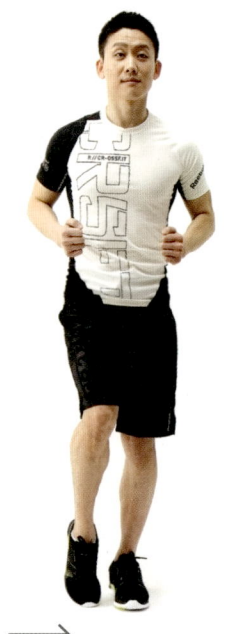

← →

 **앞뒤로 걸으며 무릎 올리고, 다리 뒤로 감기**

1 양발은 골반 너비로 벌리고, 양손은 가볍게 주먹을 쥐어 편안하게 내려둔 뒤 바른 자세로 선다.

2 오른발부터 걷기 시작해 4번째 걸음에 무릎을 허리 높이까지 들어 올리며 박수를 친다.

3 뒤로 걸어가 4번째 걸음에 다리를 뒤로 감으며 박수를 친다. 반대쪽도 실시한다.

 CHECK POINT

보폭은 항상 일정하게 유지하고, 걷는 동안 무릎은 자연스럽게 구부린다.

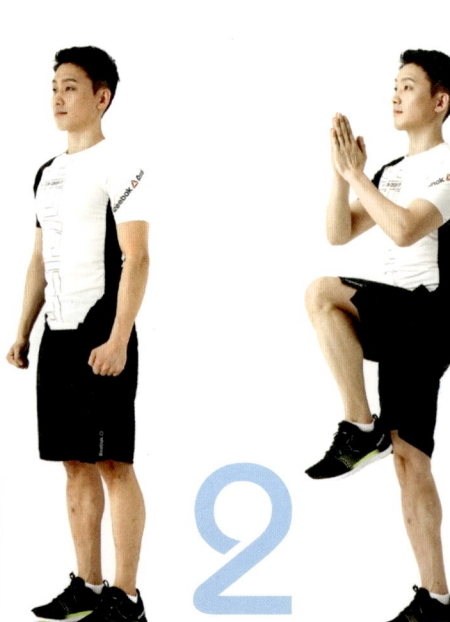 1 2 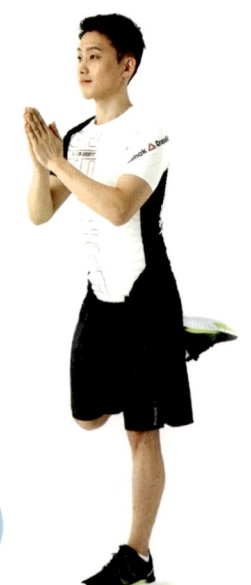 3

 **A3** 스텝 터치 런지

1 오른발은 앞에, 왼발은 뒤로 뻗은 채 뒤꿈치를 들고 선다. 오른쪽 무릎은 살짝 구부리고, 양손은 가볍게 주먹 쥐어 달리는 자세를 취한다.

2 왼발을 앞으로 가져와 발끝으로 오른발 옆 바닥을 터치한다. 여기까지 빠르게 4번 반복하고 반대쪽 다리로 넘어간다.

 CHECK POINT

런지 동작의 작은 형태라고 생각하자. 동작 내내 허벅지 근육에 힘이 들어가는지 살펴가며 속도를 조절한다. 익숙해지면 터치 횟수를 8개로 증가시키는 등 난이도를 높일 수 있다.

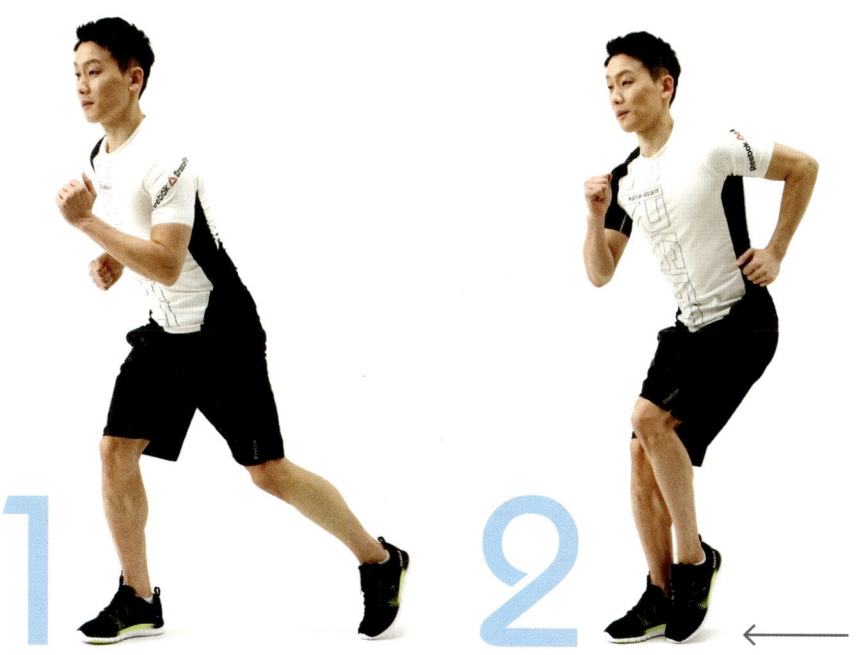

LEVEL UP!

A3-1 무릎 높이 들기

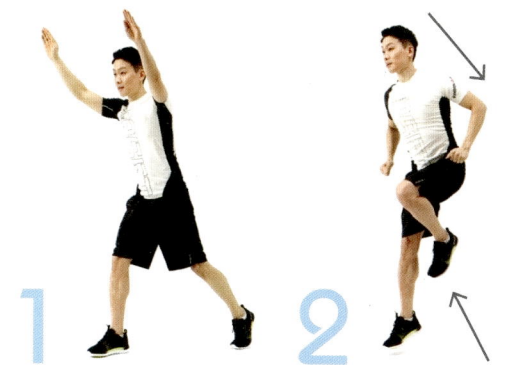

1 시작 자세는 같다. 양손을 위로 뻗는다.
2 왼발을 앞으로 가져오는데 이때 무릎을 높이 들어 올린다. 동시에 손은 아래로 끌어 내린다.

A3-2 점프하며 무릎 높이 들기

1 시작 자세는 같다. 양손을 위로 뻗는다.
2 왼발을 앞으로 가져오는데 이때 무릎을 높이 들어 올리며, 점프한다. 동시에 손은 아래로 끌어 내린다.

좌우로 걸으며 다리 뒤로 감기

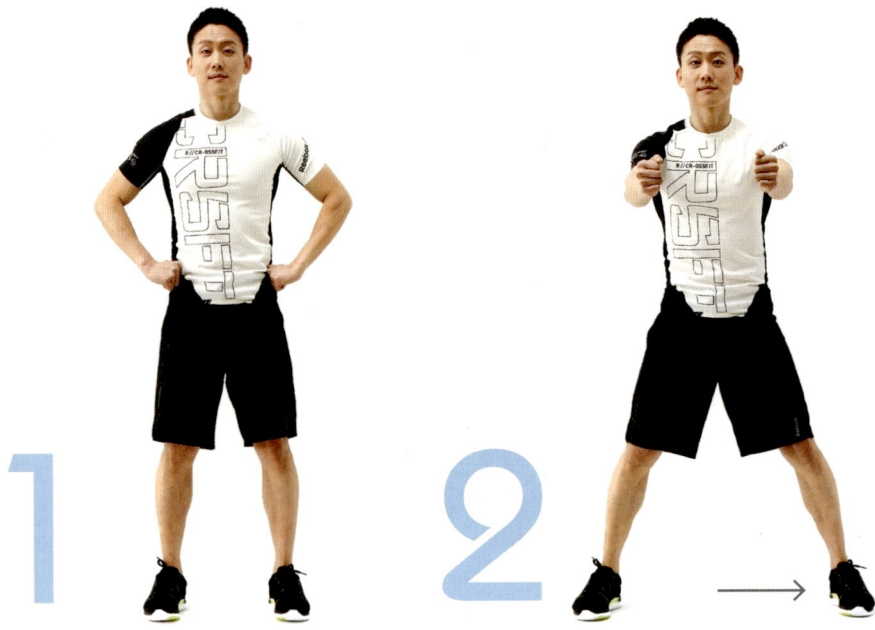

1

2

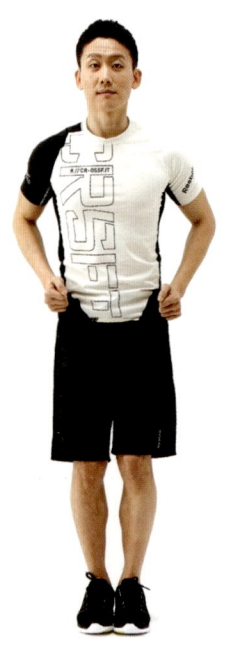

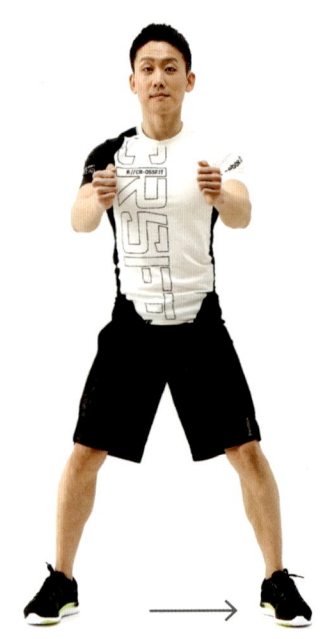

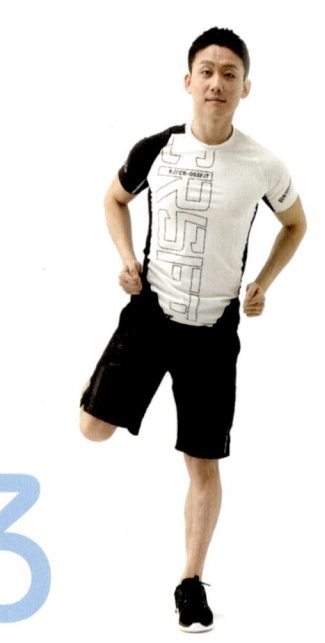

3

1 양발은 골반 너비로 벌리고, 양손은 가볍게 주먹을 쥐어 허리에 얹은 뒤 바른 자세로 선다.

2 왼쪽으로 두 걸음 이동한다. 발을 옆으로 디딜 때는 양팔을 앞으로 길게 뻗는다.

3 2번째 걸음에 왼발을 뒤로 힘차게 접는다. 반대쪽도 실시한다.

 **팔 · 다리 들며 제자리 뛰기**

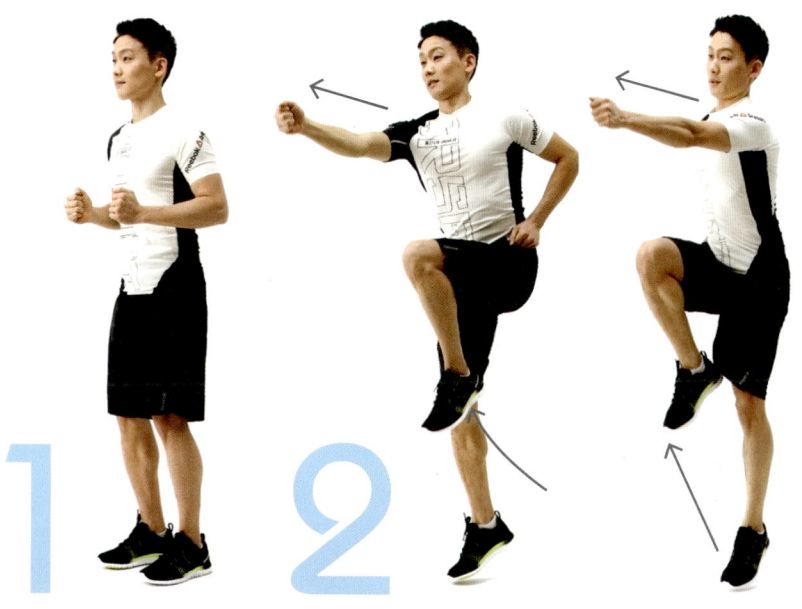

1 2

1 양발은 골반 너비로 벌리고, 양손은 가볍게 주먹을 쥐어 가슴 높이로 든 뒤 바른 자세로 선다.

2 왼쪽 무릎을 허리 높이까지 들어 올리고, 동시에 왼팔을 앞으로 쭉 뻗는다. 이 동작을 2번 반복한다. 반대쪽도 실시한다.

✓ **CHECK POINT**

동작 내내 허리는 곧게 편다. 만약 허리가 계속 굽는다면 들어 올린 무릎의 높이를 살짝 낮추자. 착지할 때는 항상 발목이 꺾이지 않도록 주의한다.

A6 **다리 뒤로 감아 올리며 뛰기**

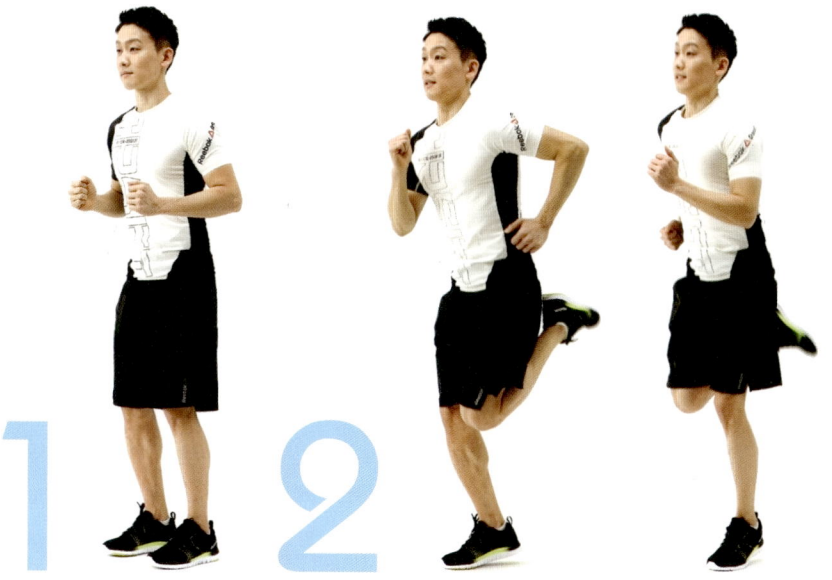

1 2

1 양발은 골반 너비로 벌리고, 양손은 가볍게 주먹을 쥐어 가슴 높이로 든 뒤 바른 자세로 선다.

2 제자리에서 뒤꿈치가 엉덩이에 닿을 정도로 힘차게 뛴다. 반대쪽도 실시한다.

✓ **CHECK POINT**

동작 내내 복부에 힘을 줘 몸의 중심이 틀어지지 않게 한다.

 ## 점핑 잭

1 양발을 모으고, 양손은 가볍
  게 주먹을 쥔 상태로 허리에
  얹은 뒤 바로 선다.
2 가볍게 점프하며 양발을 골반
  보다 넓게 벌리고, 동시에 양
  팔은 X자로 위로 뻗는다.

 CHECK POINT

양팔을 위로 뻗을 때 어깨가 불
편하다면 좌우로 펼쳐도 된다.

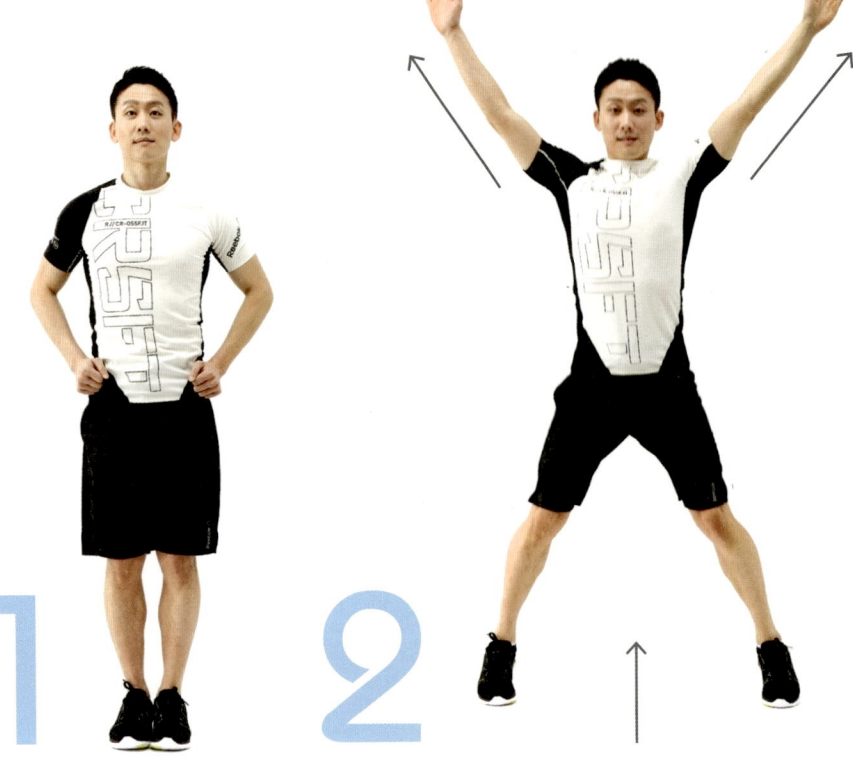

LEVEL UP!

A7-1 점핑 잭+스쿼트

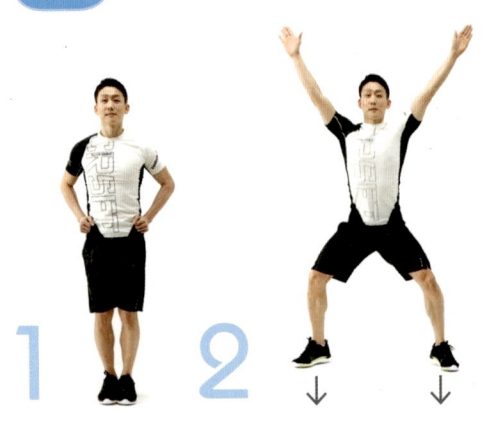

1 시작 자세는 같다.
2 가볍게 점프하며 양발을 골반보다 넓게 벌리고, 착지
  시 무릎을 구부려 스쿼트 자세를 취한다. 동시에 양팔
  은 X자로 위로 뻗는다.

A7-2 점핑 잭+앞뒤로 번갈아 뛰기

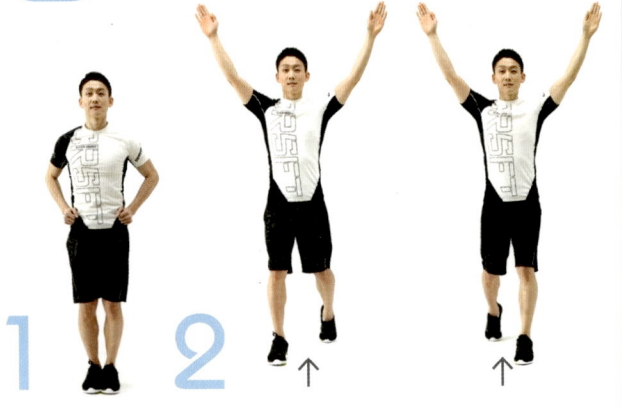

1 시작 자세는 같다.
2 점핑 잭을 2번 실시한 뒤 양발을 앞뒤로 번갈아 내밀며 뛴다.
  양팔은 점핑 잭과 같이 X자로 위로 뻗는다.

A8 엎드려 가위뛰기

1

2

3

4

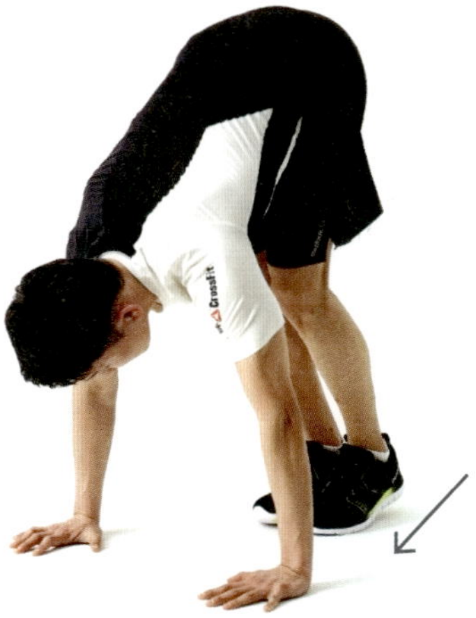

1 양손과 양발을 바닥에 대고 엎드린다.
2 점프하며 양발을 넓게 벌린다.
3 점프하며 양발을 모은다.
4 점프하며 양발을 가슴 쪽으로 당긴다.
5 점프하며 양발을 뒤로 뻗는다. 2~5번 동작을 반복한다.

5

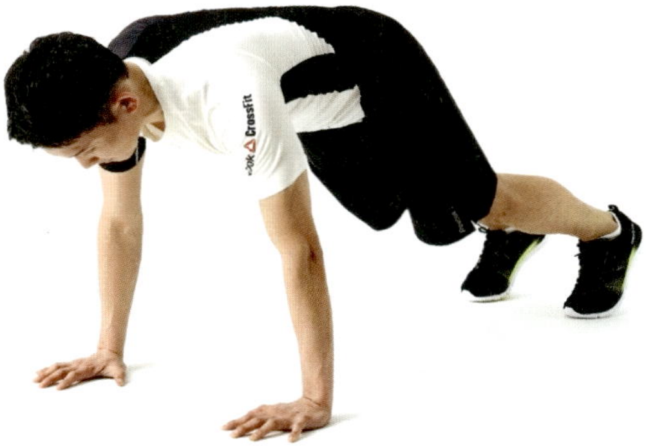

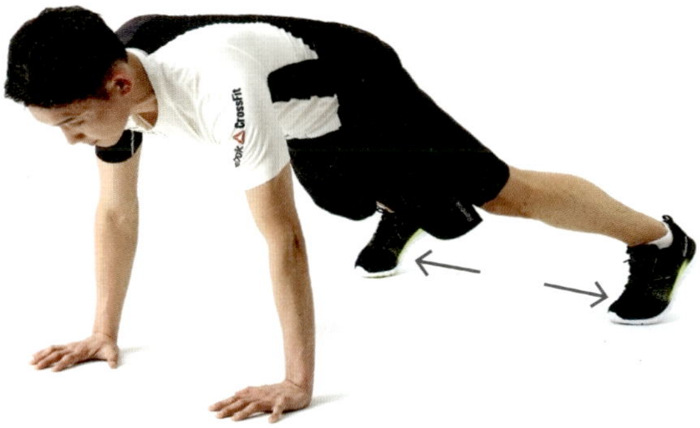

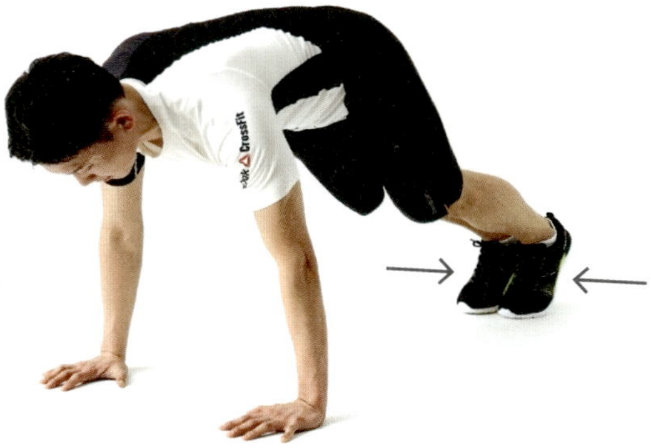

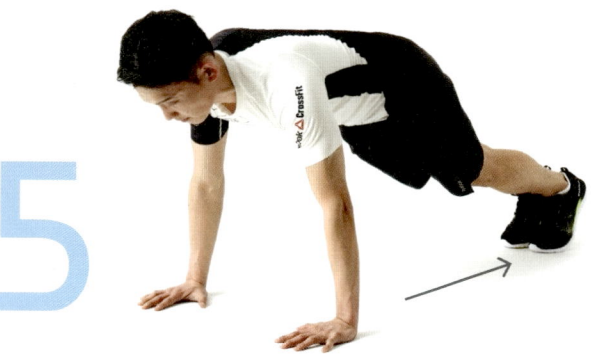

A9 좌우로 스키 점프

1 양발은 골반 너비로 벌리고, 양 손은 가볍게 주먹을 쥐어 가슴 높이로 든 뒤 바른 자세로 선다.
2 양팔과 양어깨를 돌려 가볍게 원을 그리고, 양 무릎을 구부리며 좌우로 번갈아 뛴다.

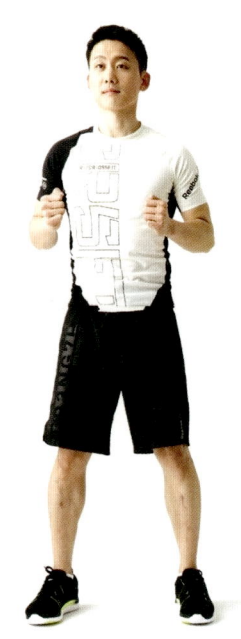

1

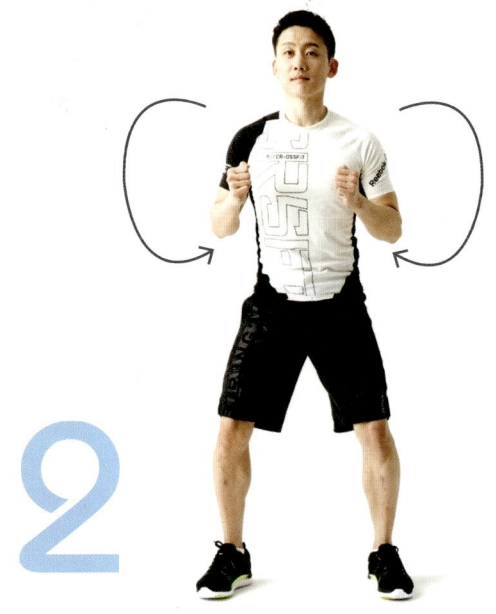

2

A10 투 스텝 투 스쿼트

1 양발은 골반 너비로 벌린 뒤 무 릎을 살짝 구부리고, 양손은 가 볍게 주먹을 쥐어 가슴 높이로 든 뒤 바른 자세로 선다.
2 오른쪽 두 걸음 이동 후 스쿼트 동작을 2번 실시한다. 반대 방향 으로도 실시한다.

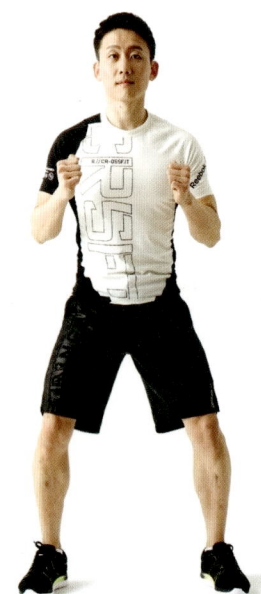

1

2

스케이터 점프

1 양발은 골반 너비로 벌리고, 양손은 허리에 둔 뒤 바른 자세로 선다.
2 왼쪽으로 넓게 뛰면서 왼발로 바닥을 딛고, 동시에 오른발은 뒤로 접는다. 양손은 좌우로 크게 움직여 몸의 균형을 잡는다. 반대쪽도 실시한다.

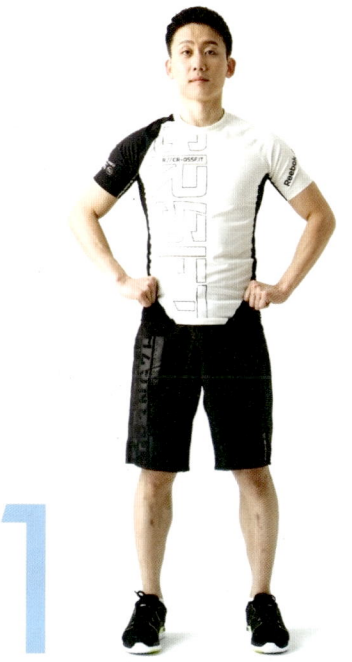

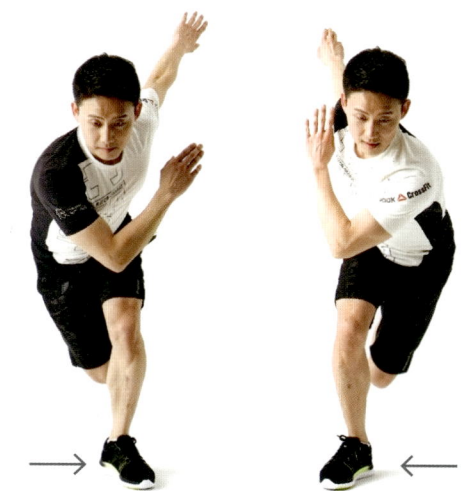

엎드려 무릎 당겨 손끝, 발끝 터치

1 양손과 양발을 바닥에 대고 엎드린다.
2 오른쪽 무릎을 가슴 쪽으로 당기고, 동시에 왼손 끝으로 오른발 끝을 터치한다. 반대쪽 도 실시한다.

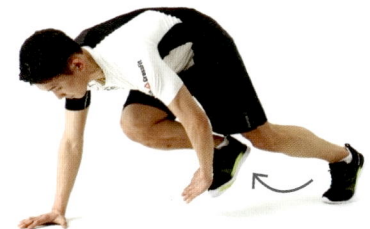

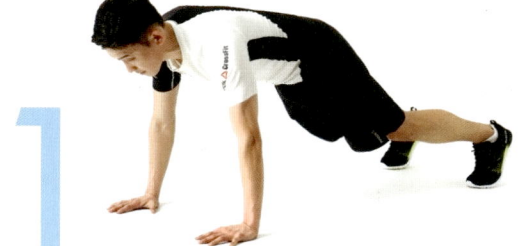

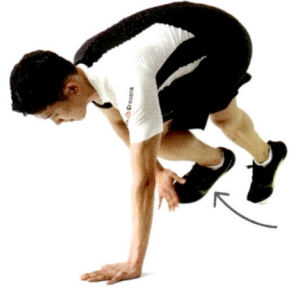

 **사이드 레그**

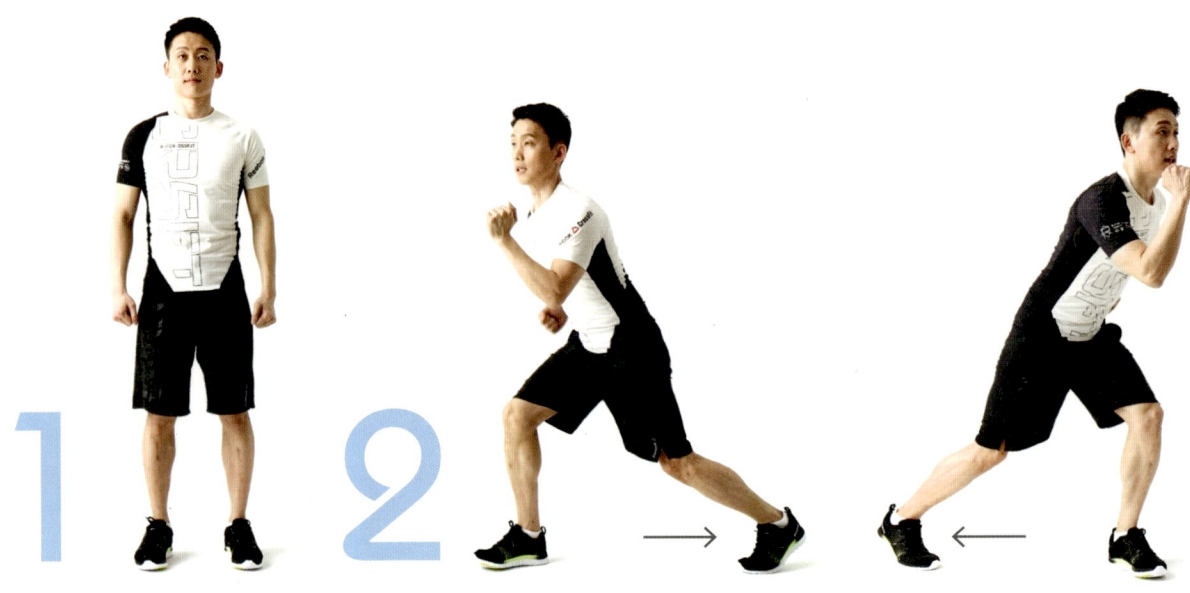

1 양발은 골반 너비로 벌리고, 양손은 가볍게 주먹을 쥐어 편안하게 내려둔 뒤 바른 자세로 선다.
2 오른쪽 무릎은 부드럽게 구부리고 발바닥 전체로 바닥을 지지한다. 동시에 왼발을 옆으로 뻗어
　발끝으로 바닥을 딛고, 양손은 자연스럽게 움직인다. 반대쪽도 실시한다.

LEVEL UP!

A13-1 사이드 레그 II

1 시작 자세는 같다.
2 오른발은 그 자리에서 두고
　무릎을 구부려 바닥과 직
　각이 되게 한 뒤 동시에 왼
　발을 옆으로 뻗어 발끝으로
　바닥을 딛는다. 이때 왼손
　끝으로 오른발 끝을 터치한
　다. 반대쪽도 실시한다.

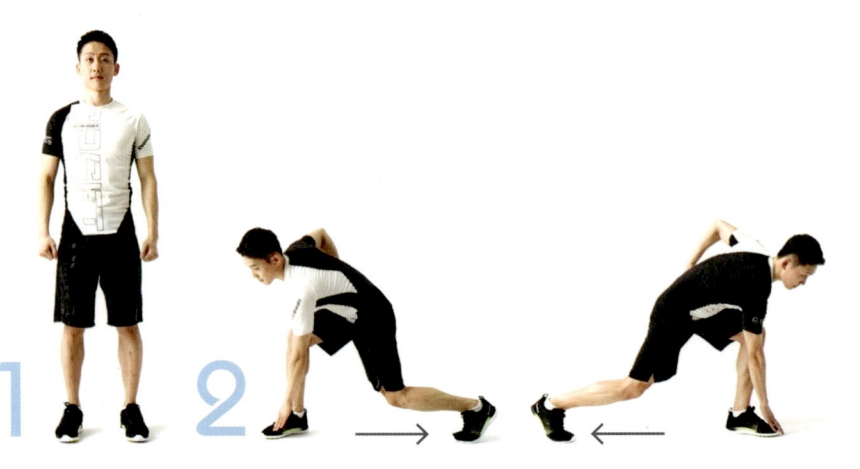

 **A14** # 엎드려 발끝 벌리며 어깨 터치

1 양손과 양발을 바닥에 대고 엎드린다.
2 양발을 넓게 벌려 뛰고, 한 손으로 반대쪽 어깨를 터치한다. 반대쪽도 실시한다.

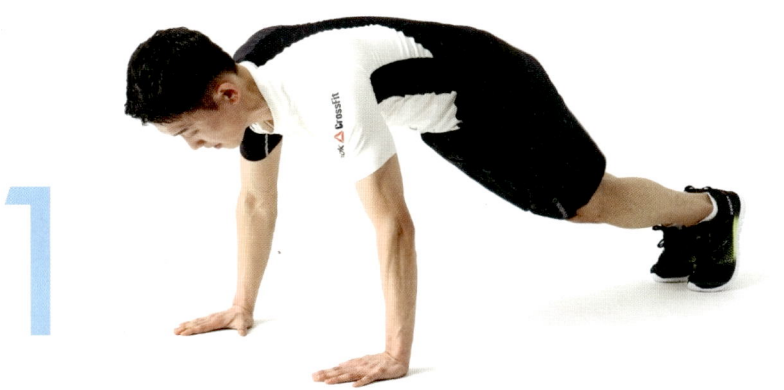

1

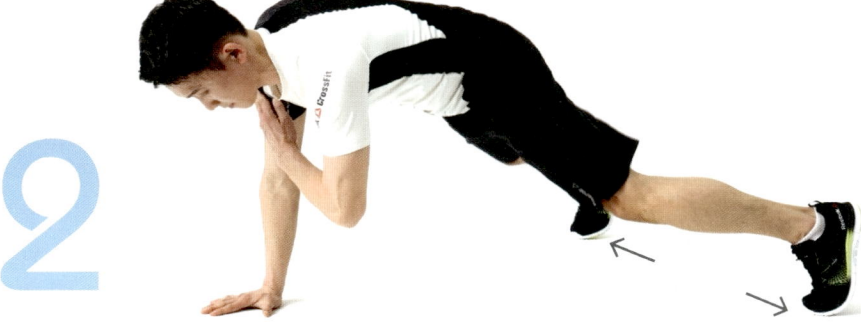

2

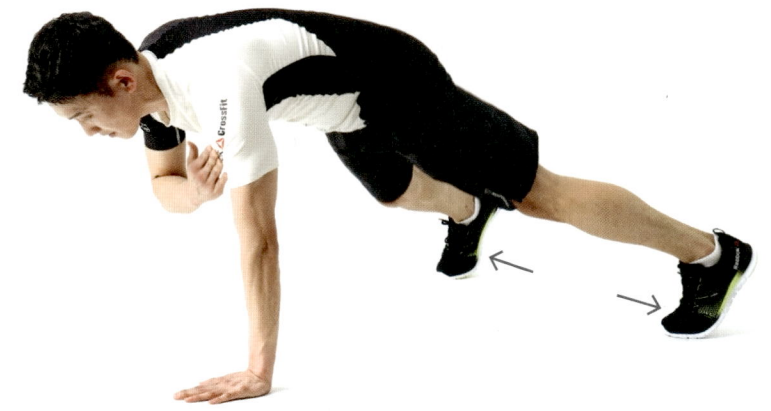

PART
2

LOWER TRAINING

하체 운동

하체 운동은 크게 허리부터 골반, 엉덩이부터 허벅지, 그리고 종아리 3부위로 나눴고, 그에 맞는 집중 동작으로 구성했다. 각 동작은 1분~1분 30초간 실시한다. 얼마나 많이 하느냐가 중요한 것이 아니라 정해진 시간 내에 얼마나 폭발적으로 몸과 근육을 사용할 수 있는지, 또 운동 부위에 집중과 자극을 느낄 수 있는지가 포인트다. 좀 더 집중적으로 당장 빼고 싶은 특정 부위가 있다면 그에 맞는 동작을 택해 프로그램을 구성하자.

β

허리부터 골반까지

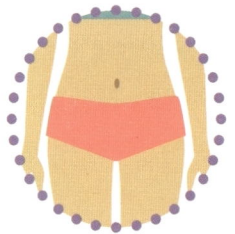

β1

자극 부위 ▶▶▶ 갈비뼈, 허리, 엉덩이, 허벅지 안

사이드 런지+한팔 뻗기

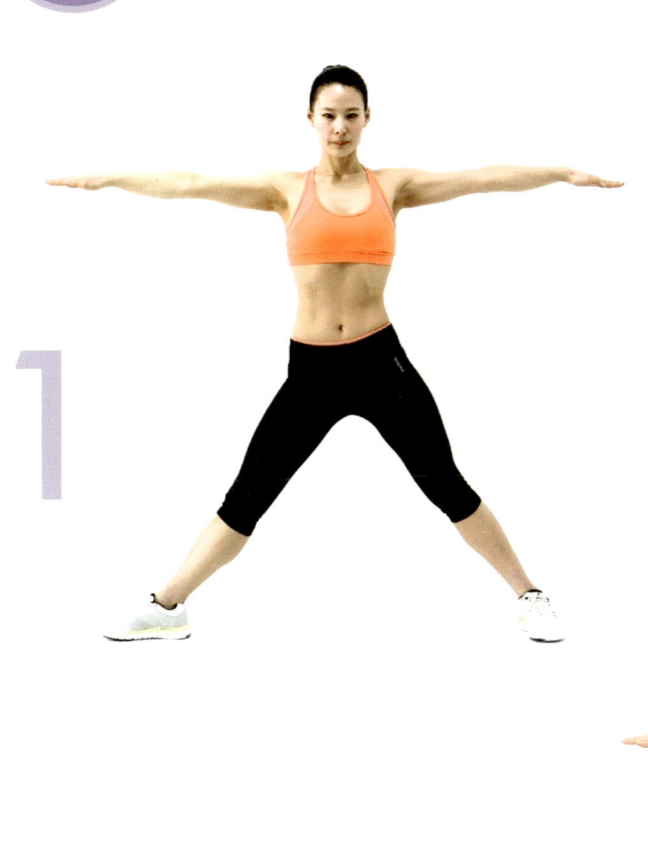

1 양발은 어깨 너비 이상으로 벌리고, 양팔은 좌우로 뻗는다. 이때 오른발 끝은 바깥쪽을 향하게 하고 선다.

2 오른쪽 무릎을 수직으로 구부린다. 여기까지가 사이드 런지 자세다.

3 오른쪽 무릎 위에 오른팔을 얹고, 왼팔은 대각선 위로 쭉 뻗는다. 반대쪽도 실시한다.

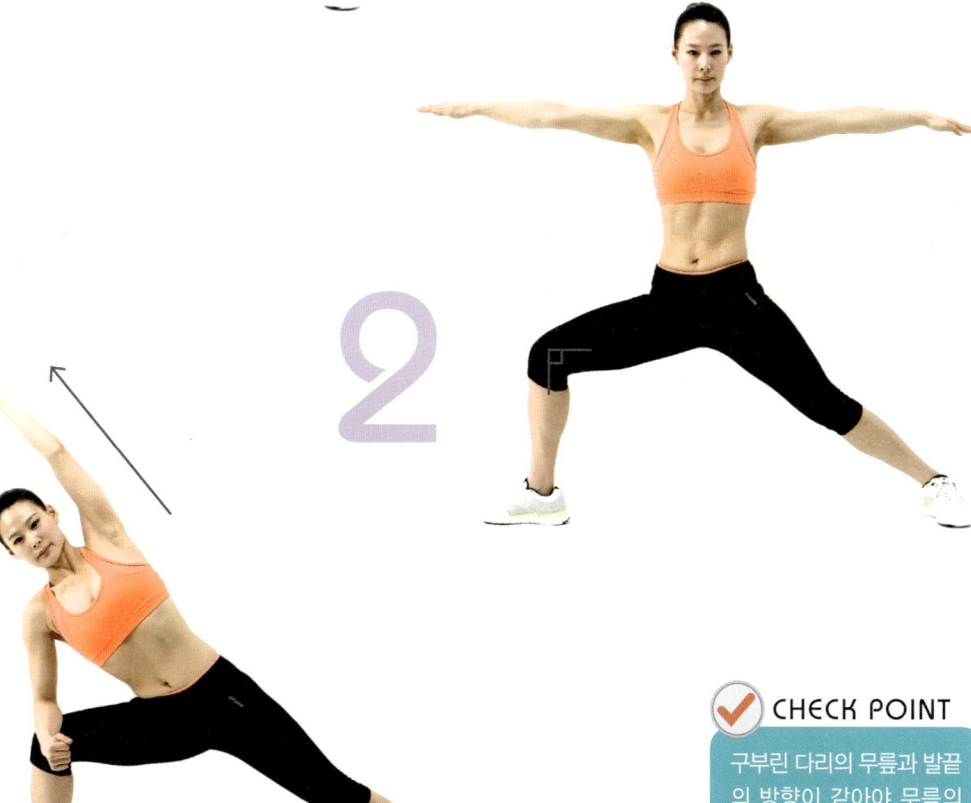

✓ **CHECK POINT**

구부린 다리의 무릎과 발끝의 방향이 같아야 무릎의 부담을 덜어줄 수 있다. 무릎과 뒤꿈치는 항상 수직을 유지한다.

자극 부위 ▶▶▶ 허리, 골반, 엉덩이, 허벅지

스쿼트+양팔 원 그리기

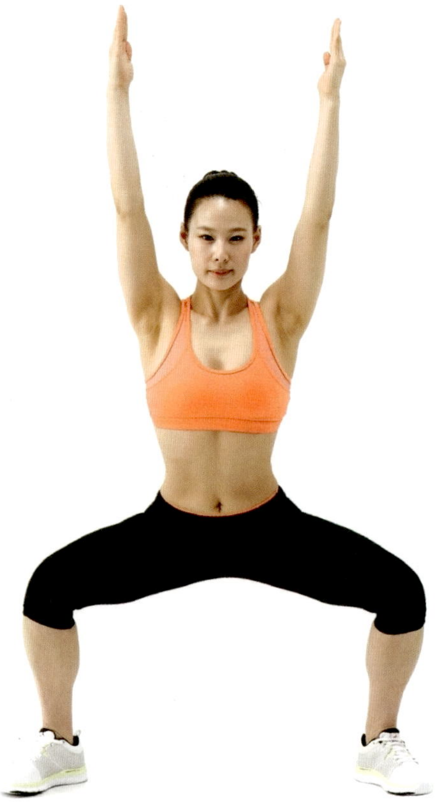

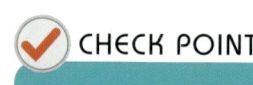

1 양발은 어깨 너비 이상으로 벌리고, 양팔은 머리 위로 뻗는다.
  이때 양발 끝은 바깥쪽을 향하게 하고 선다.

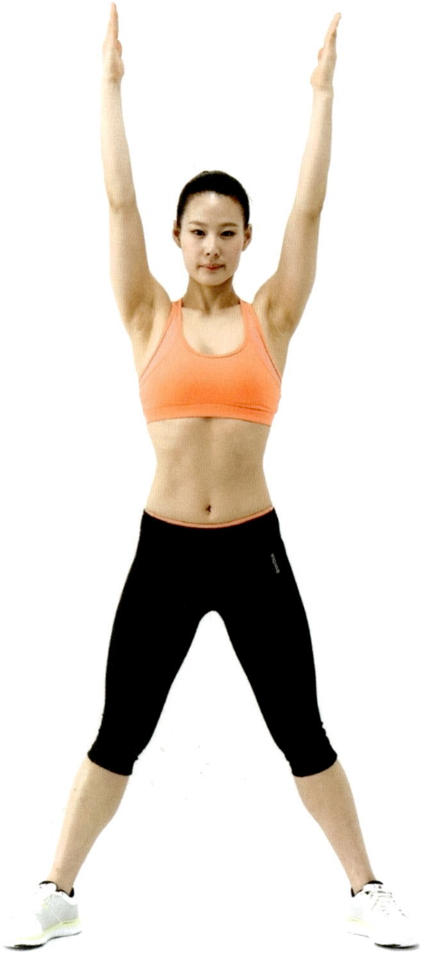

2 엉덩이를 뒤로 밀어내 앉으며 스쿼트 자세를 만든다.

3 양팔로 바닥에 닿을 만큼의 큰 원을 그린다. 반대 방향으로도
  실시한다.

✔ CHECK POINT

무릎을 구부려 앉은 자세가 안정적이어야 양팔로 원을 그릴 때 허리와 골반 주변이 늘어나는 것을 잘 느낄 수 있다.

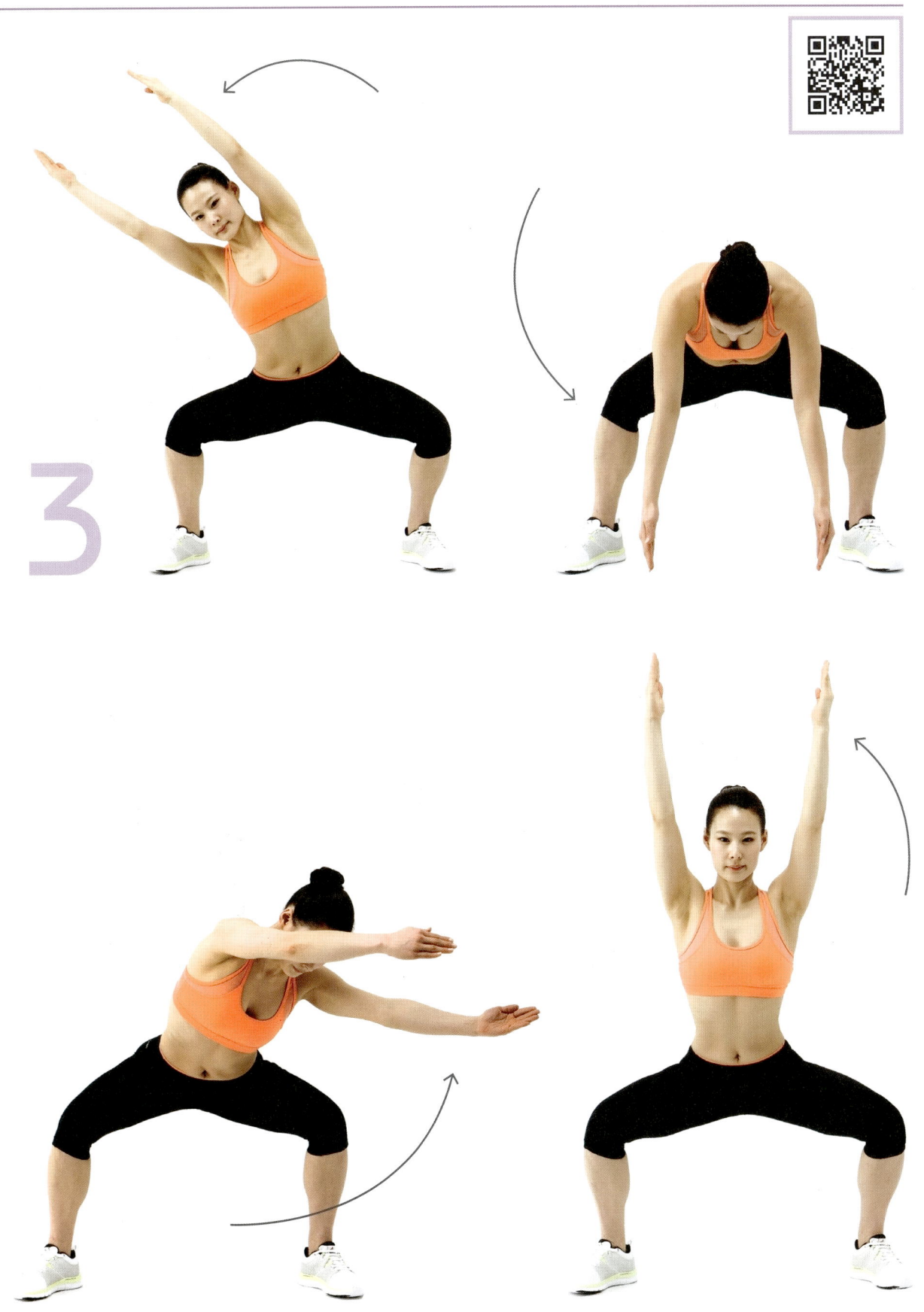

3

B3 전사 자세에서 균형 잡기

자극 부위 ▸▸▸ 옆구리, 허리, 엉덩이, 허벅지 안

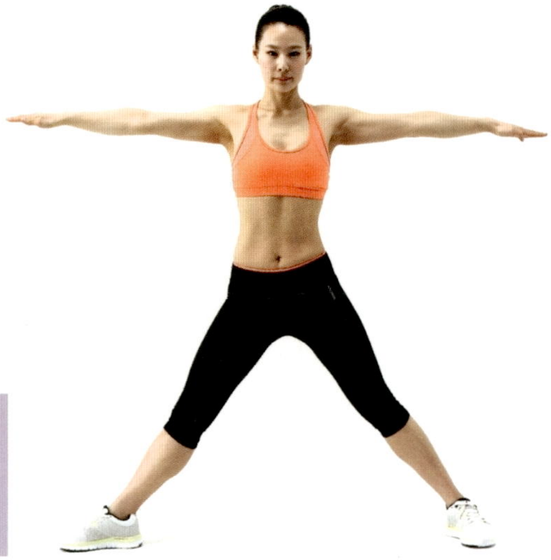

1

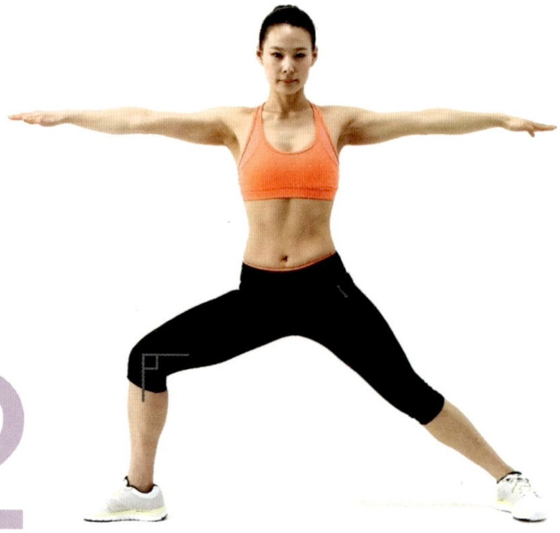

2

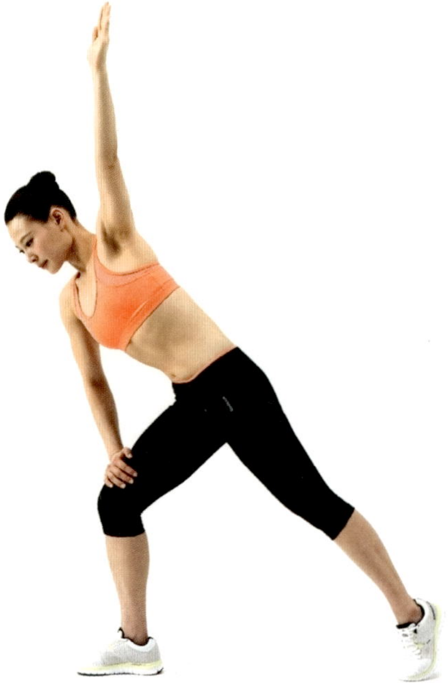

3

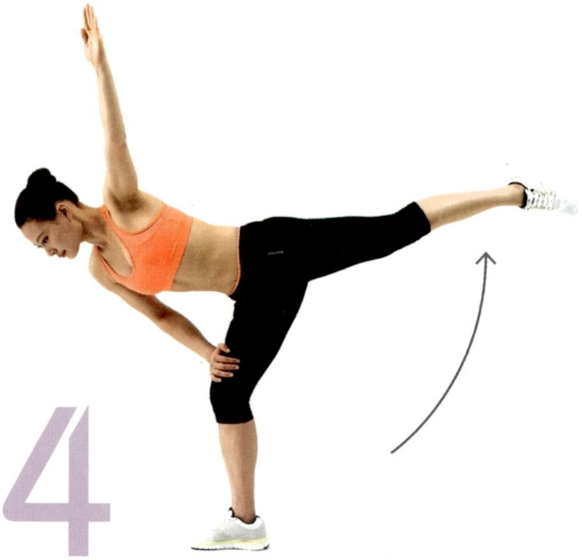

4

1 양발은 어깨 너비 이상으로 벌리고, 양팔은 좌우로 뻗는다. 이때 오른발 끝은 바깥쪽을 향하게 하고 선다.

2 오른쪽 무릎을 수직으로 구부린다. 여기까지가 사이드 런지 자세다.

3 오른쪽 손바닥으로 허벅지를 짚고, 동시에 왼팔을 위로 길게 뻗는다.

4 왼발을 허리 높이까지 들어 올려 균형을 잡는다. 상체는 자연스럽게 숙이고, 시선은 바닥을 향한다. 10초간 버틴 후 천천히 다리를 내린다. 반대쪽도 실시한다.

자극 부위 ▶▶▶ 옆구리, 허리

몸통 비틀며 뛰기

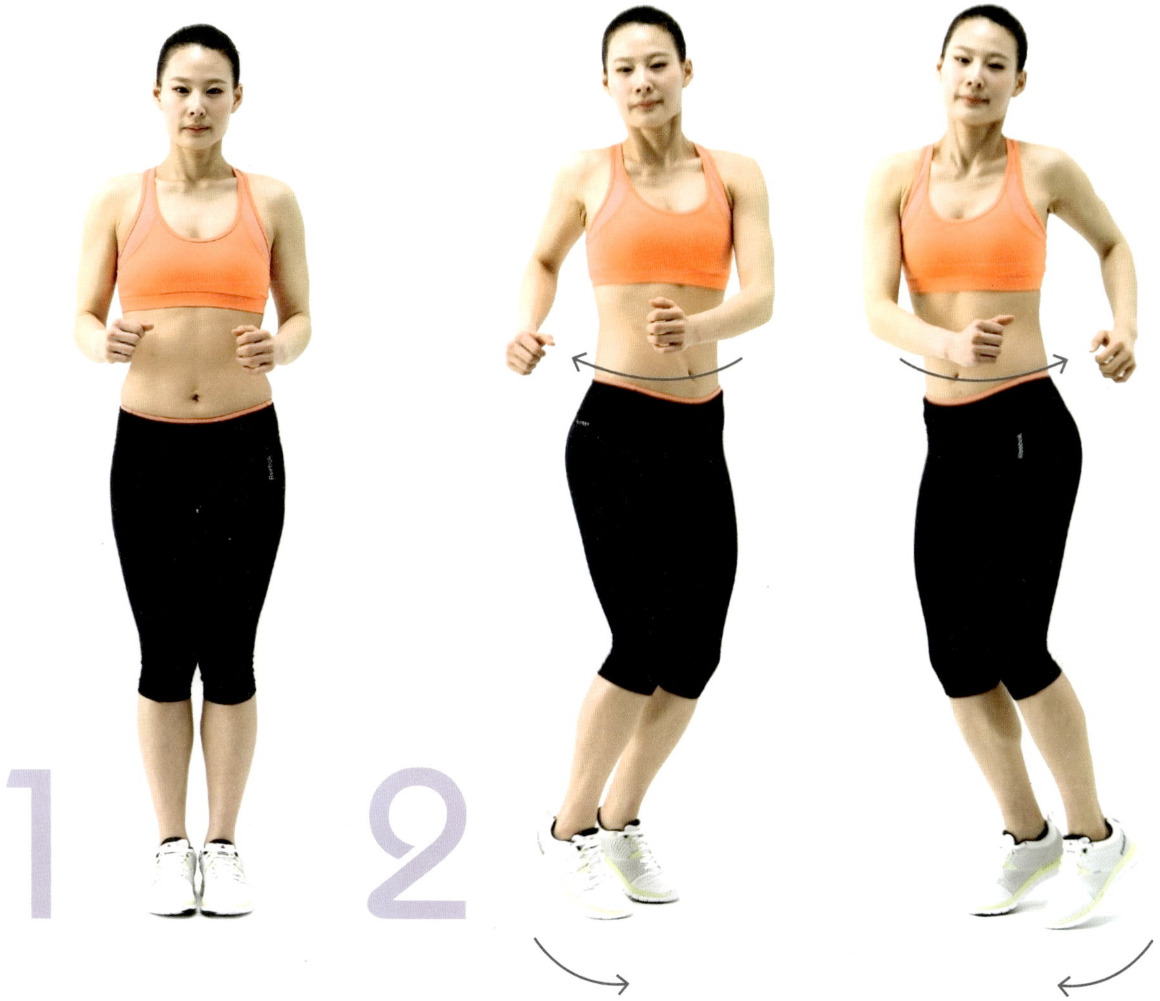

1 양발을 모으고, 양팔은 구부려 가볍게 뛰는 자세를 취한 뒤 바른 자세로 선다.

2 몸통과 양발을 서로 반대 방향으로 회전시키며 가볍게 뛴다. 동작 내내 시선과 어깨는 정면을 향하게 한다.

 **β5**

자극 부위 ▶▶▶ 복부, 옆구리, 허리

몸통 비틀어 팔꿈치, 무릎 닿기

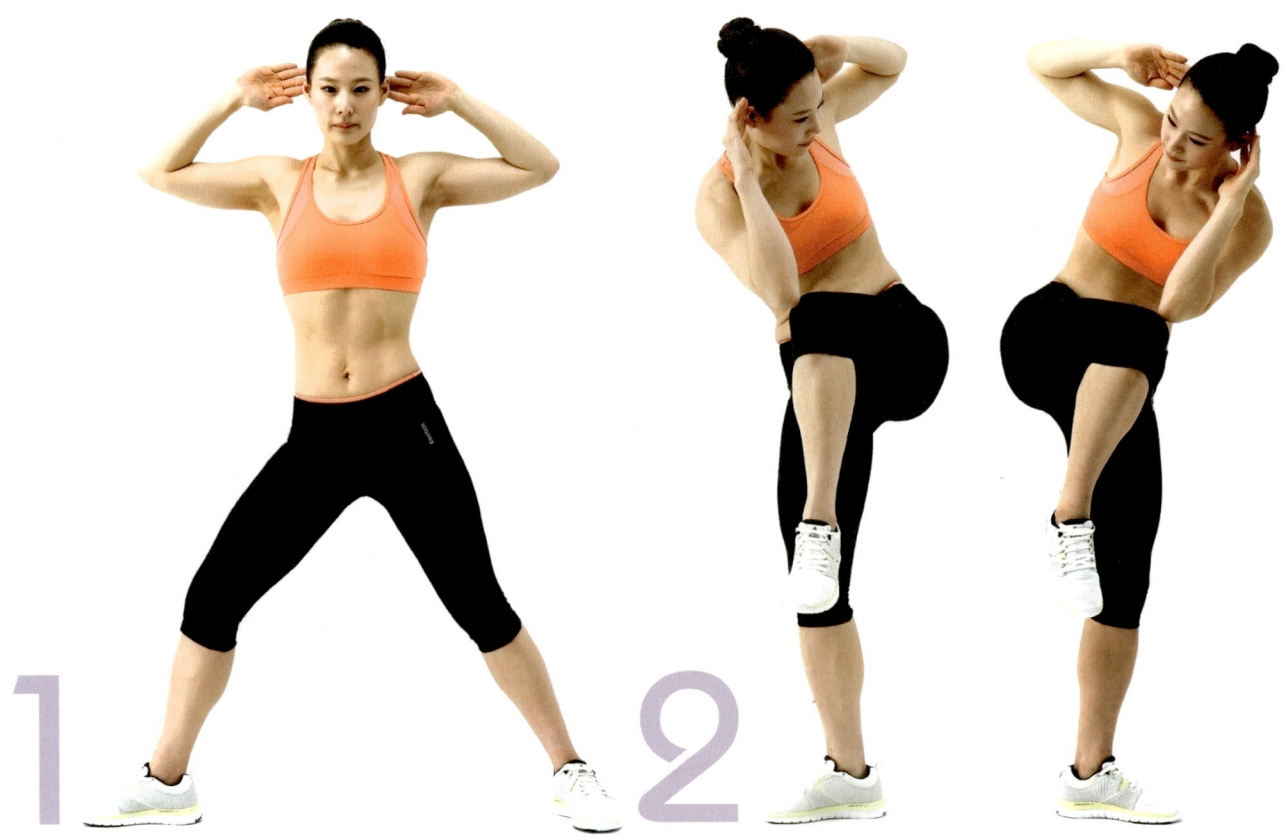

1   2

1 양발은 어깨 너비 이상으로 벌리고, 양손 끝은 머리 옆에 얹는다.
    이때 오른발 끝은 바깥쪽을 향하게 하고 선다.

2 몸통을 비틀어 오른쪽 팔꿈치와 왼쪽 무릎을 끌어 당겨 만나게
    한다. 반대쪽도 실시한다.

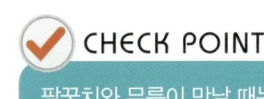 **CHECK POINT**

팔꿈치와 무릎이 만날 때는
호흡을 참지 말고 내쉬어
복부의 최대 수축을 느낄
수 있게 한다.

팔·다리 들어 옆구리 조이기

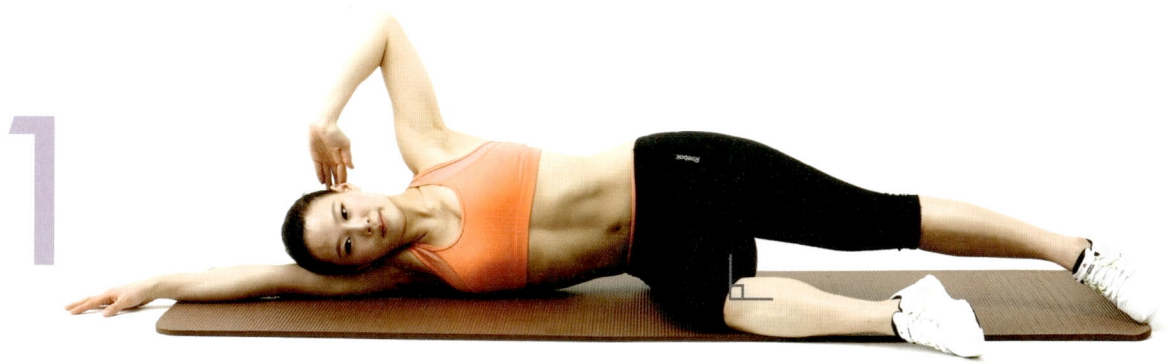

1

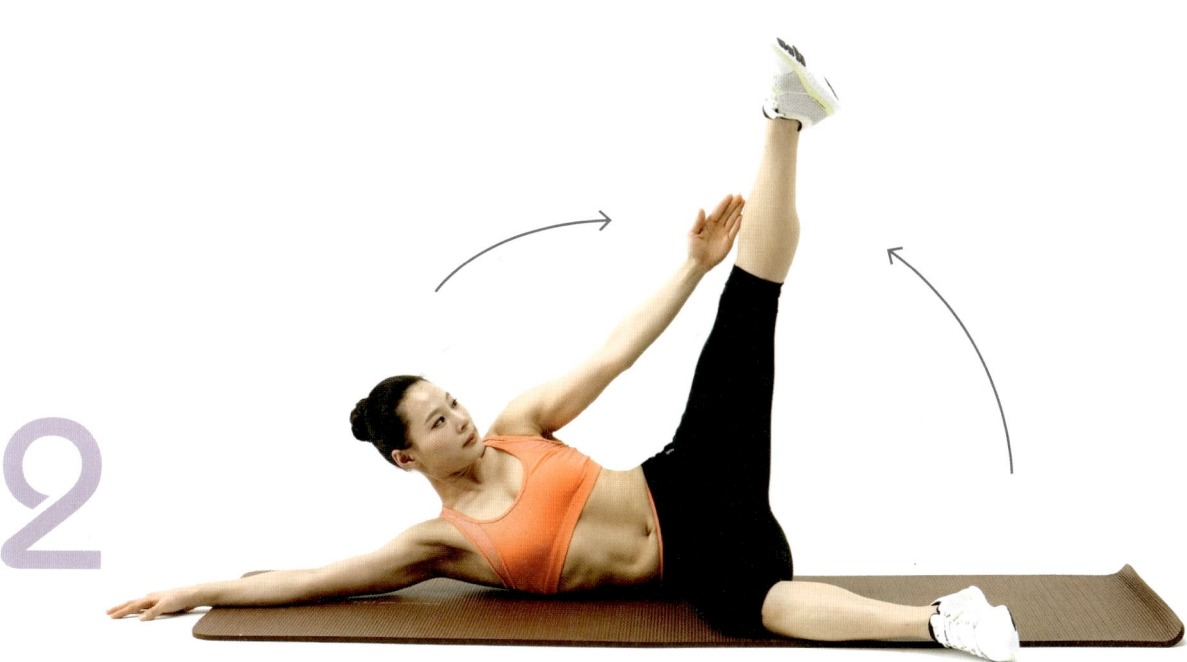

2

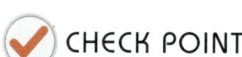

1 옆으로 누워 바닥의 팔은 위로 뻗어 머리를 받치고, 반대쪽 팔은 구부려 귀 옆에 얹는다. 바닥의 다리는 수직으로 구부리고, 위쪽 다리는 일자로 편다.

2 위쪽 팔과 다리를 동시에 들어 올려 옆구리를 조인다. 이때 손끝으로 무릎 이나 정강이를 터치한다. 반대쪽도 실시한다.

✓ CHECK POINT

상체를 얼마나 많이 들어 올리느냐가 중요한 것은 아 니다. 갈비뼈의 아래 부분 과 골반이 가까워지는 기분 을 충분히 느낄 수 있으면 된다.

β7 발끝으로 원 그리기

1

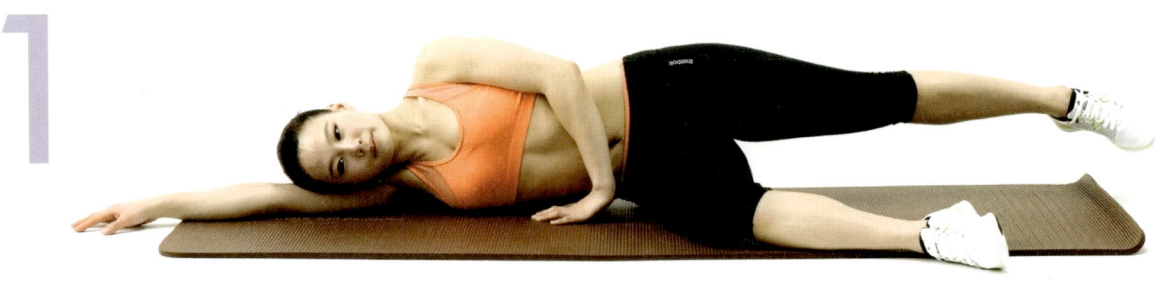

2

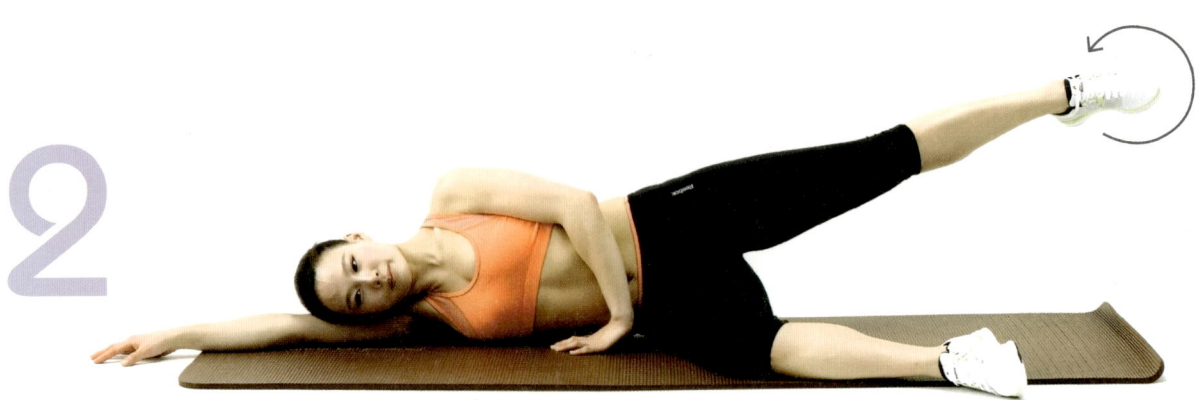

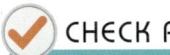

1 옆으로 누워 바닥의 팔은 위로 뻗어 머리를 받치고, 반대쪽 팔은 바닥을 짚는
  다. 바닥의 다리는 수직으로 구부리고, 위쪽 다리는 일자로 펴 공중에 띄운다.
2 위쪽 다리를 들어 올려 발끝으로 공중에서 작은 원을 그린다. 반대쪽도 실시한다.

✔ CHECK POINT

원의 크기보다는 발끝으로
원이 정확하게 그려지는지
를 확인한다. 동작이 익숙
해지면 원의 크기를 키워
간다.

자극 부위 ▶▶▶ 허리, 골반, 엉덩이, 허벅지 앞

한쪽 다리 펴고 엉덩이 들기

B8~ B9 동작은 하나의
영상으로 이어집니다.

1

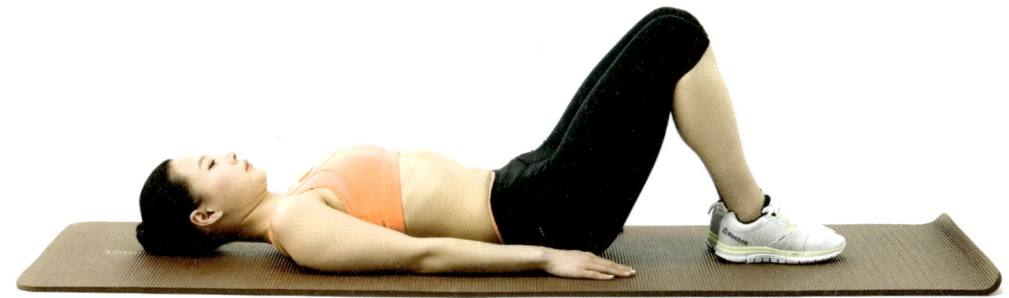

2

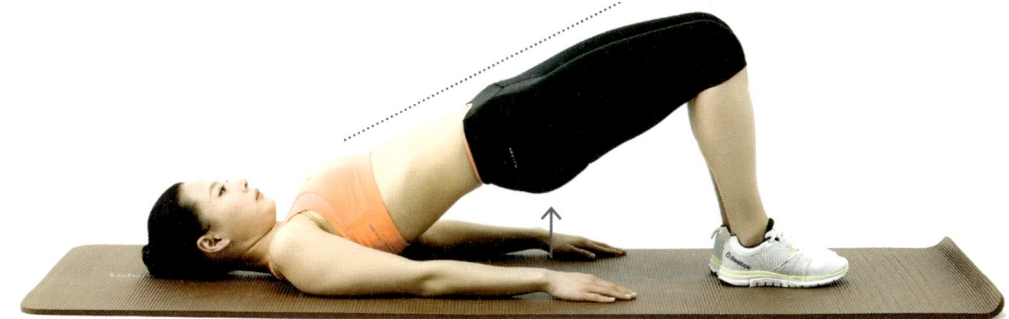

3

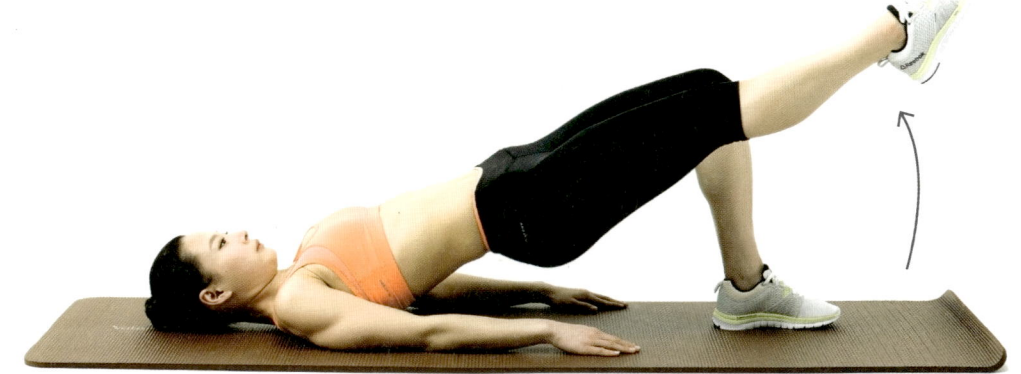

1 등을 바닥에 대고 누운 뒤 양 무릎을 세운다. 이때 양 무릎은 서로 붙인다.

2 엉덩이를 들어 몸통과 허벅지가 평평해지는 위치까지 올라간다.

3 한쪽 다리를 길게 뻗어 그 상태로 10초간 버틴다. 반대쪽도 실시한다.

한발로 차고 내리기

B8~ B9 동작은 하나의
영상으로 이어집니다.

1

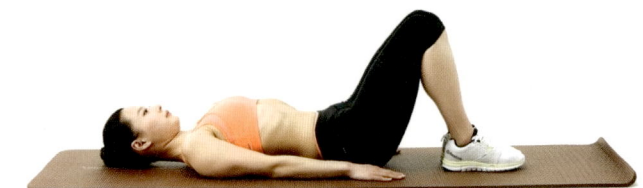

2

3

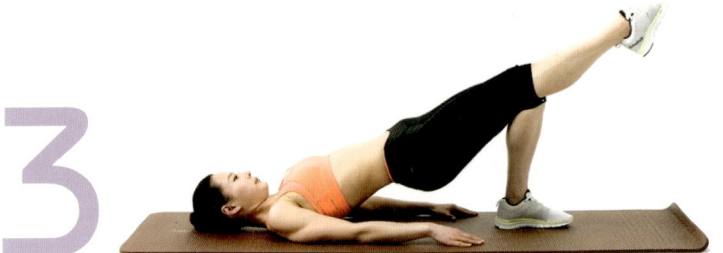

4

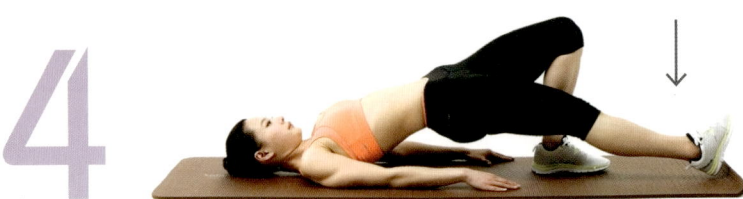

5

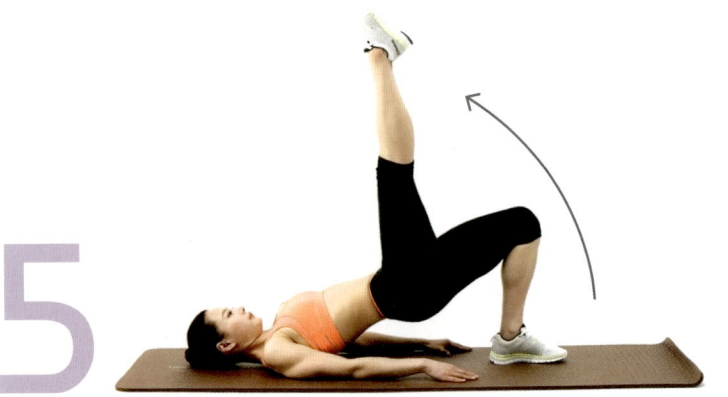

1 등을 바닥에 대고 누운 뒤 양 무릎을 세운
다. 양팔은 바닥에 자연스럽게 내려 둔다.

2 엉덩이를 들어 몸통과 허벅지가 평평해지
는 위치까지 올라간다.

3 오른발을 들어 대각선 위로 길게 뻗는다.

4 다리를 내려 뒤꿈치가 바닥에 닿게 한다.

5 발등을 편 채로 다리를 높게 들어 올린다.
4~5번 동작을 반복하고, 반대쪽도 실시한다.

자극 부위 ▶▶▶ 허리, 골반, 엉덩이, 허벅지 앞

엉덩이로 8자 그리기

1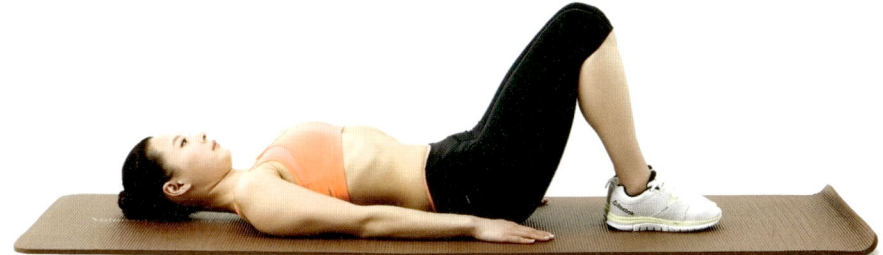

2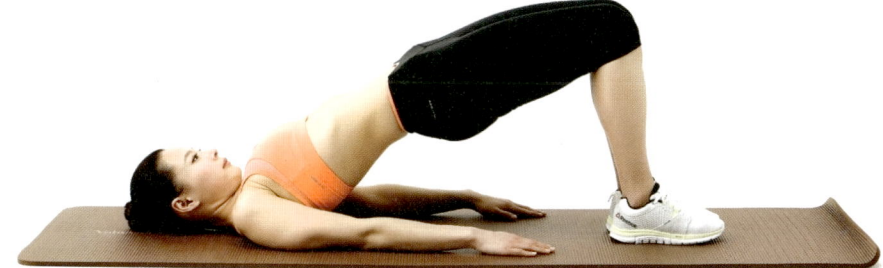

3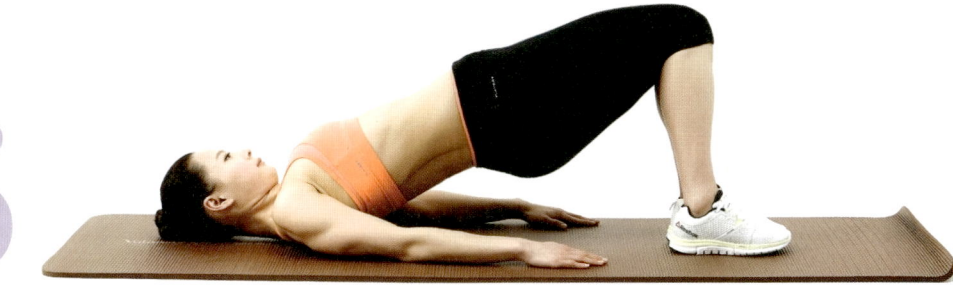

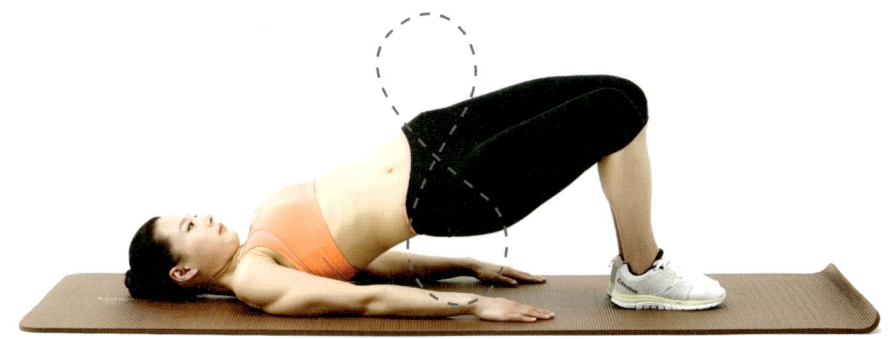

1 등을 바닥에 대고 누운 뒤 양 무릎을 세운다.
2 엉덩이를 들어 몸통과 허벅지가 평평해지는 위치까지 올라간다.
3 골반을 좌우, 아래위로 움직이며 공중에서 숫자 8을 그린다.

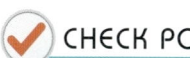 **CHECK POINT**

숫자 8을 길고 가늘게 만들수록 허리 부담을 줄일 수 있다.

엉덩이부터 허벅지까지

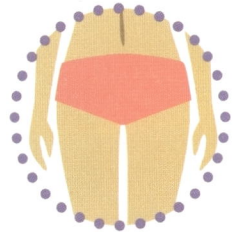

자극 부위 ▶▶▶ 엉덩이, 허벅지

스쿼트

C1~ C2 동작은 하나의
영상으로 이어집니다.

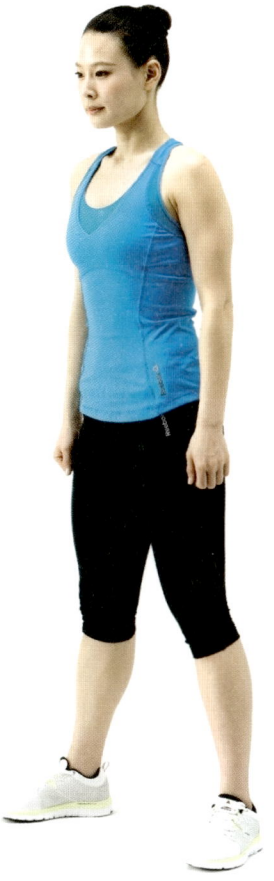

1 양발은 어깨 너비로 벌리고, 양팔은 자연스럽게 내린 뒤
  바른 자세로 선다. 이때 양발 끝은 바깥쪽(15˚~20˚ 사이)
  을 향한다.

2 엉덩이를 뒤로 쭉 밀어내면서 천천히 앉는다. 이때 발바
  닥 전체에 체중을 분배하고, 시선은 정면을 향하며 양팔
  은 자연스럽게 구부린다.

3 뒤꿈치에 체중을 싣고 바닥을 밀어내 몸을 일으킨다. 이
  때 발바닥 전체가 바닥에 닿아있어야 한다.

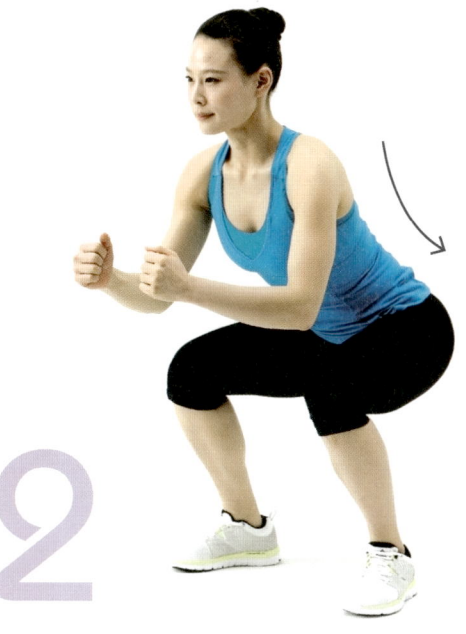

 CHECK POINT

사람마다 허벅지 및 엉덩이 근육
의 유연성에 따라 상체의 기울임
정도는 달라질 수 있다. 동작 내내
등은 평평하게 유지한다.

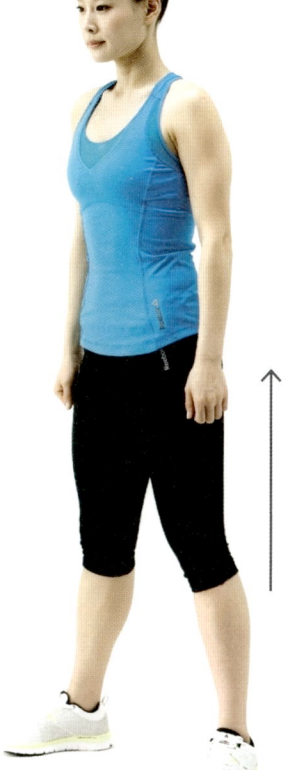

하프 스쿼트

C1~ C2 동작은 하나의
영상으로 이어집니다.

1 양발은 어깨 너비로 벌리고, 양팔은 자연스럽게 내린 뒤
  바른 자세로 선다. 이때 양발 끝은 바깥쪽(15°~20° 사이)
  을 향한다.

2 엉덩이를 뒤로 쭉 밀어내면서 천천히 앉는다. 이때 발바
  닥 전체에 체중을 분배하고, 시선은 정면을 향하며 양팔
  은 자연스럽게 구부린다.

3 뒤꿈치에 체중을 실어 바닥을 밀어내 몸을 반만 일으킨
  다. 이때 발바닥 전체가 바닥에 닿아있어야 한다. 일어서
  고 앉는 동작을 3회 반복 후 4번째에 완전히 일어선다.

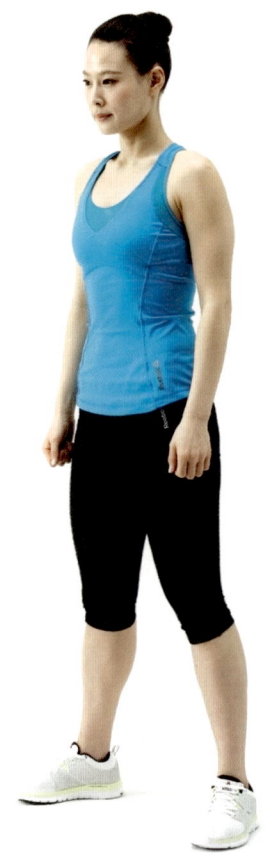

1

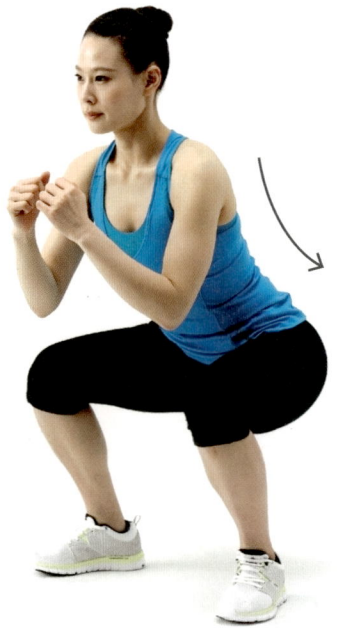

2

3

자극 부위 ▸▸▸ 엉덩이, 허벅지

미니 점프 스쿼트

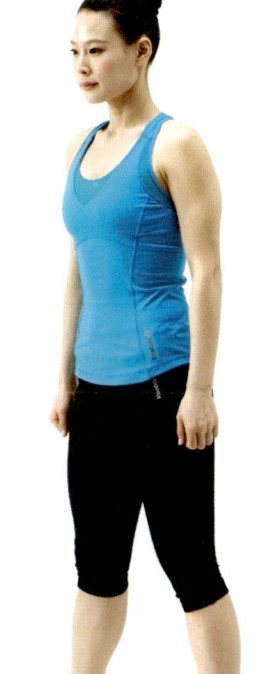

1

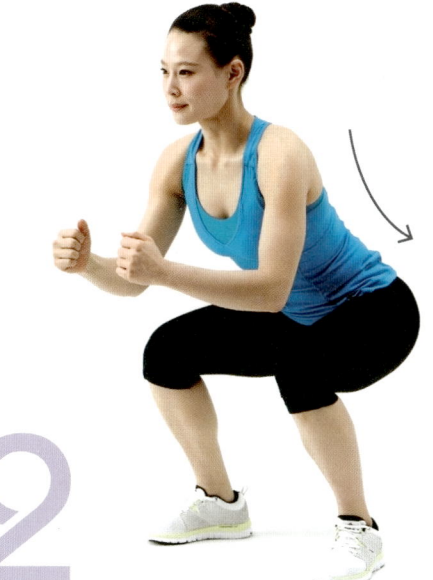

2

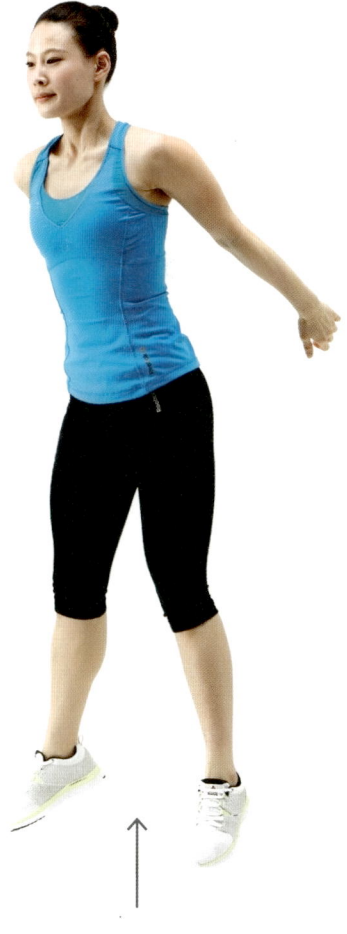

3

1 양발은 어깨 너비로 벌리고, 양팔은 자연스럽게 내린 뒤 바른 자세로 선다. 이때 양발 끝은 바깥쪽(15˚~20˚ 사이)을 향한다.

2 엉덩이를 뒤로 쭉 밀어내면서 천천히 앉는다. 이때 발바닥 전체에 체중을 분배하고, 시선은 정면을 향하며 양팔은 자연스럽게 구부린다.

3 발바닥 전체로 바닥을 밀어내며 가볍게 점프한다. 착지 시 무릎을 구부려 부드럽게 2번 자세로 돌아온다.

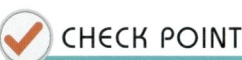

✓ **CHECK POINT**

동작 내내 양발 너비는 일정하게 유지한다.

C4 런지

C4~ C5 동작은 하나의
영상으로 이어집니다.

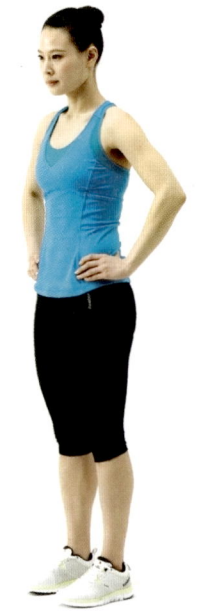

1

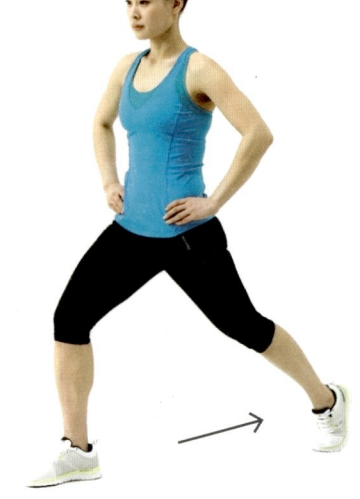

2

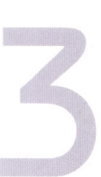

3

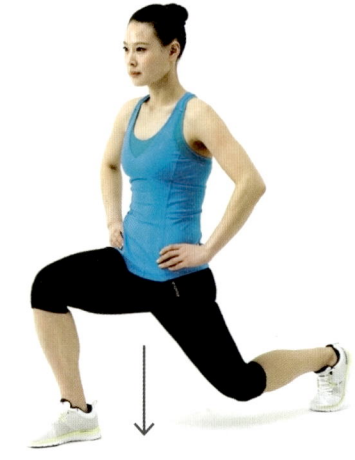

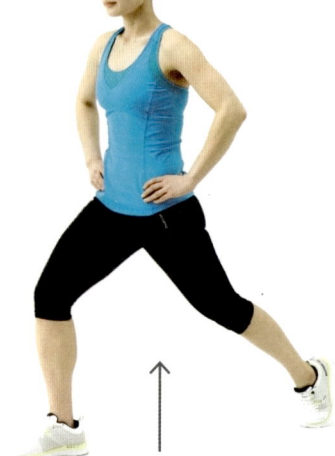

4

1 양발은 어깨 너비로 벌리고, 양손은 허리에 얹은 뒤 바른 자세로 선다.

2 왼쪽 다리를 뒤로 내딛고, 오른쪽 다리는 구부린다. 앞쪽 발바닥 전체와
   뒤쪽 엄지발가락 부분에 체중을 분배한다.

3 양쪽 다리를 구부려 수직으로 내려 앉는다. 오른쪽 허벅지와 왼쪽 정강이
   가 바닥과 수평이 될 때까지 앉는다. 단, 왼쪽 무릎이 바닥에 닿아서는 안
   된다.

4 그대로 버티며 수직으로 일어선다. 반대쪽도 실시한다.

✔ CHECK POINT

앞뒤로 벌렸을 때 양쪽 다리의 거리는
뒤쪽 무릎을 바닥에 대고 앉아 앞쪽 무
릎이 바닥과 직각이 되는지 확인한 뒤
조절하면 된다. 뒤쪽 다리에 통증이 느
껴지면 무리하지 말고 거리를 좁혀도
된다.

자극 부위 ▸▸▸ 엉덩이, 허벅지 옆

하프 런지

C4~ C5 동작은 하나의
영상으로 이어집니다.

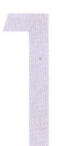
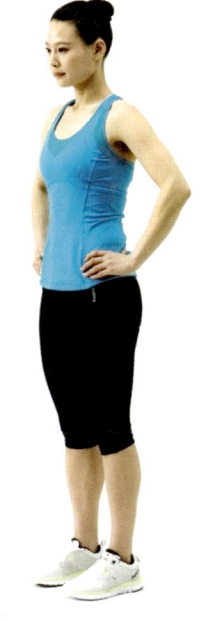

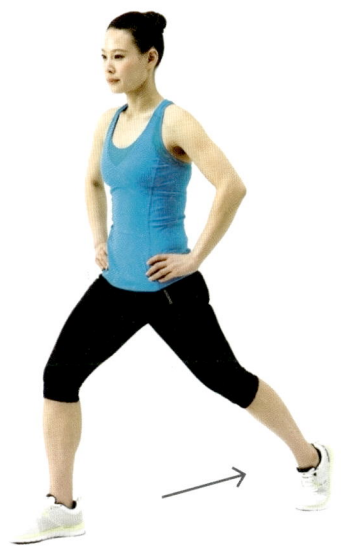

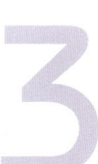
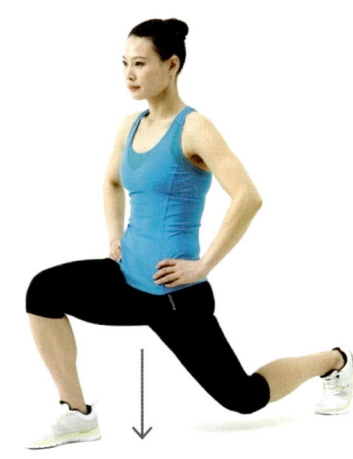

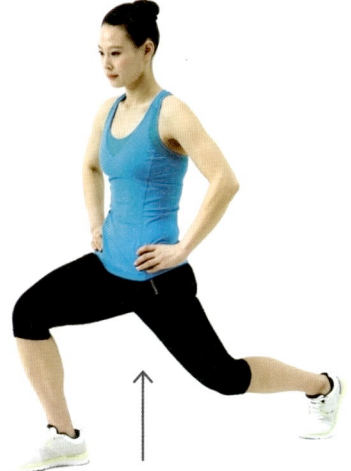

1 양발은 어깨 너비로 벌리고, 양손은 허리에 얹은 뒤 바른 자세로 선다.

2 왼쪽 다리를 뒤로 내딛고, 오른쪽 다리는 구부린다. 앞쪽 발바닥 전체와 뒤쪽 엄지발가락 부분에 체중을 분배한다.

3 양쪽 다리를 구부려 수직으로 내려 앉는다. 오른쪽 허벅지와 왼쪽 정강이 가 바닥과 수평이 될 때까지 앉는다. 단, 무릎이 바닥에 닿아서는 안 된다.

4 그대로 버티며 일어서는데 완전히 일어서지 말고 반만 일으킨다. 앉고 일 어서기를 3번 반복 후 4번째에 완전히 일어선다. 반대쪽도 실시한다.

✓ CHECK POINT

체중은 앞쪽 발바닥 전체와 뒤쪽 엄지 발가락 부분에 반반씩 분배하거나, 앞 쪽 다리에 좀 더 힘을 실어도 된다. 앞 으로 몸을 기울여 앉거나 수직으로 앉 고 서는 것은 괜찮지만 몸을 뒤로 기울 이는 것은 안 된다.

C6

자극 부위 ▶▶▶ 엉덩이, 허벅지 앞 · 뒤

프론트 스텝 런지

C6~ C7 동작은 하나의
영상으로 이어집니다.

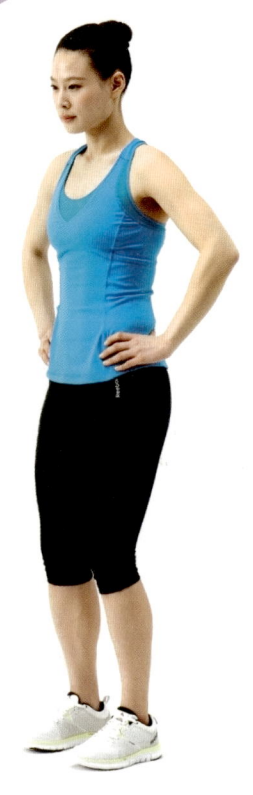

1 양발은 어깨 너비로 벌리고, 양손은 허리에 얹은 뒤 바른 자세로 선다.

2 한발을 앞으로 뻗음과 동시에 무릎을 수직으로 구부려 앉는다. 이때 앞발은 뒤꿈치부터 바닥에 닿아야 하며, 발바닥 전체에 체중을 실어야 한다.

3 앞발로 바닥을 밀어내 제자리로 돌아온다.

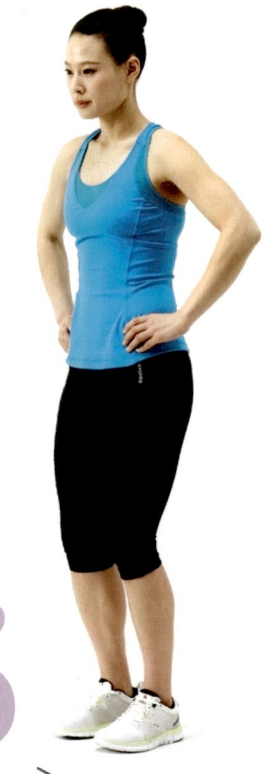

 CHECK POINT

앞으로 내미는 발과 뒤에서 버티는 발에 체중 분배(앞:뒤=6:4)가 적절히 돼야 무릎과 발목 관절이 편안하다. 동작 내내 무릎을 살짝 구부리면 허벅지와 엉덩이 근육에 긴장이 유지돼 효과가 좋다.

 LEVEL UP!

C6-1 **프론트 스텝 런지+하프 런지(C5)**

프로트 스텝 런지 동작 후 이어서 하프 런지를 실시한다.

C7

자극 부위 ▶▶▶ 엉덩이, 허벅지 앞·뒤

백 스텝 런지

C6～C7 동작은 하나의
영상으로 이어집니다.

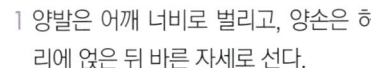

1 양발은 어깨 너비로 벌리고, 양손은 허리에 얹은 뒤 바른 자세로 선다.

2 한발을 뒤로 뻗음과 동시에 무릎을 수직으로 구부려 앉는다.

3 뒷발로 바닥을 밀어내 제자리로 돌아온다.

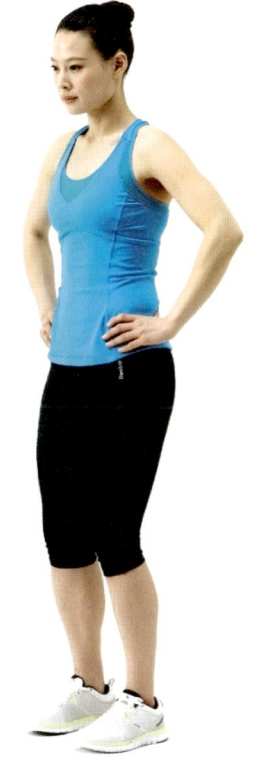

1

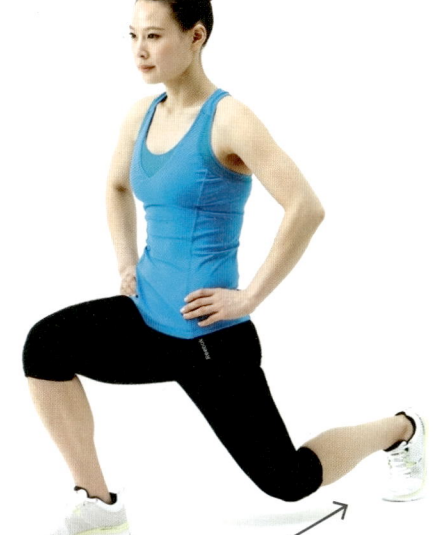

2

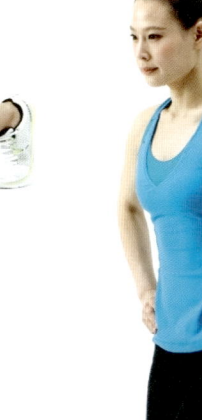

3

 CHECK POINT

동작 내내 양다리의 앞뒤
거리는 일정하게 유지하고,
움직일 때 몸이 흔들리지
않도록 균형에 신경 쓴다.

 LEVEL UP!

C7-1 백 스텝 런지+하프 런지(C5)

백 스텝 런지 동작 후 이어서 하프 런지를 실시한다.

C8

자극 부위 ▶▶▶ 골반 앞, 허벅지 앞, 무릎

한발 앞으로 뻗기

1 양발은 골반 너비로 벌리고, 양손은 허리에 올린 뒤 오른쪽 무릎을 구부려 허리 높이까지 들어 올린다. 왼쪽 무릎은 살짝 구부려 몸의 균형을 잡는다.

2 들어 올린 다리를 앞으로 쭉 편다.

3 천천히 다리를 구부린다. 반대쪽도 실시한다.

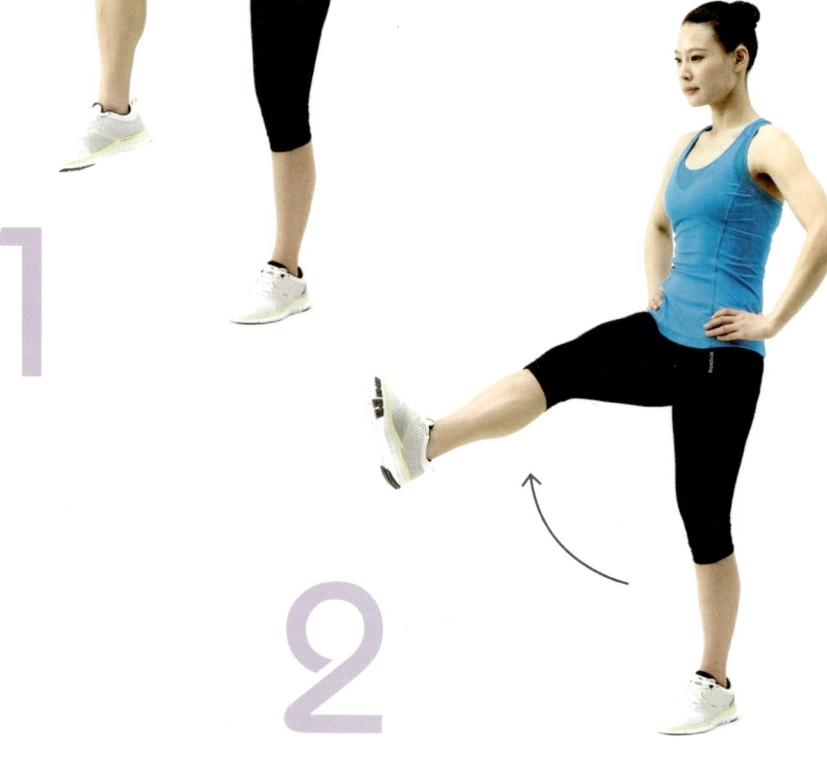

1

2

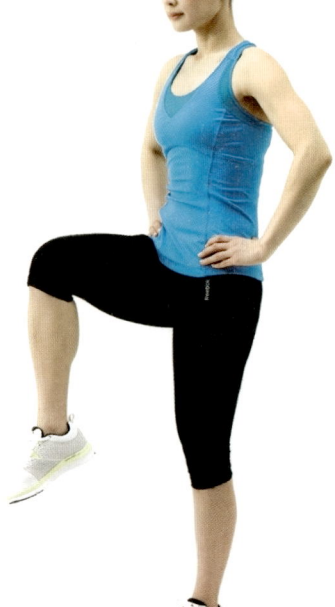

3

✓ CHECK POINT

다리를 들어 올릴 때의 높이는 각자의 허벅지 뒤쪽 유연성과 허벅지 앞쪽 근력 상태에 따라 달라질 수 있으니 높이 들기 위해 무리하지는 말자.

C9

한발 들고 상체 숙이기

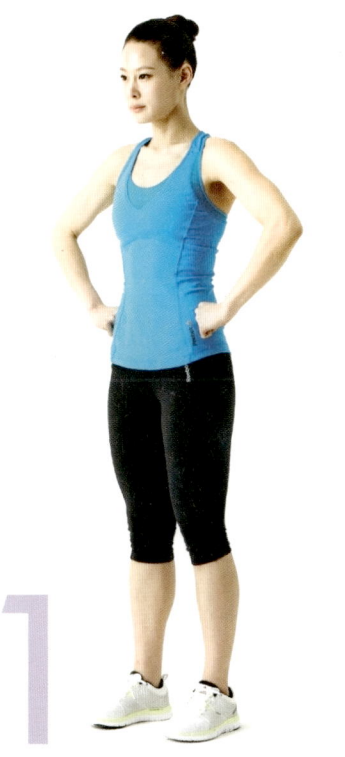

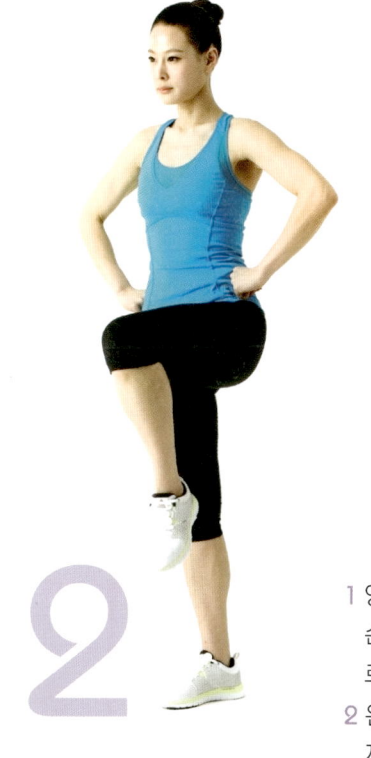

1 양발은 골반 너비로 벌리고, 양 손은 허리에 올린 뒤 바른 자세 로 선다.

2 왼쪽 다리를 구부려 허리 높이까 지 들어 올리고, 오른쪽 무릎은 살짝 구부려 몸의 균형을 잡는다.

3 들어 올린 다리를 뒤로 뻗고, 동 시에 상체를 앞으로 숙이며 양팔 을 앞으로 뻗는다. 상체를 일으 켜 2번 자세로 돌아오고, 2~3번 과정을 반복한다. 반대쪽도 실시 한다.

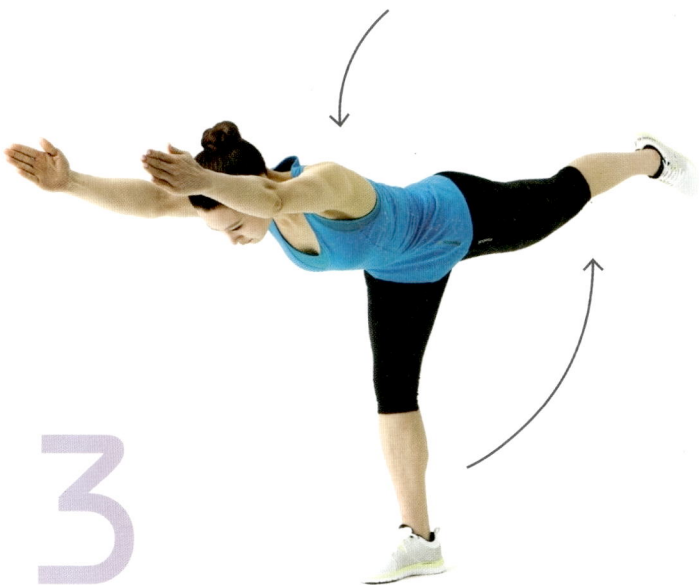

 CHECK POINT

상체를 숙이고 일으킬 때 몸의 중심이 흔들리지 않도 록 주의하며, 균형 잡기가 힘들면 발끝을 바닥에 살짝 내렸다가 다시 동작을 이어 가자.

자극 부위 ▶▶▶ 복부, 허리, 엉덩이, 허벅지

한발 들어 좌우 이동

✓ CHECK POINT

동작 내내 복부에 힘을 줘 긴장을 유지하고, 허리가 꺾이지 않도록 주의한다.

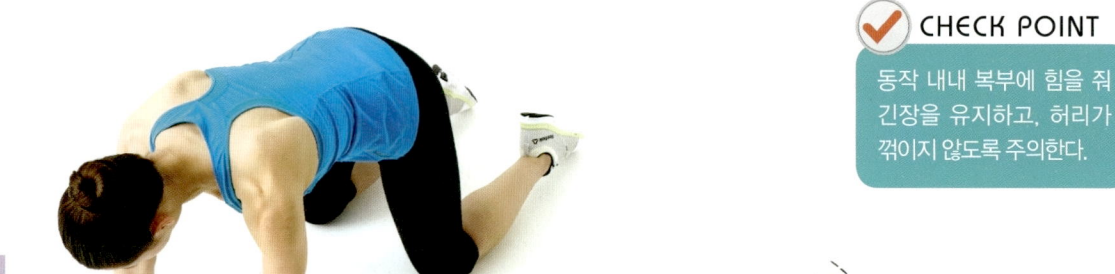

1

2

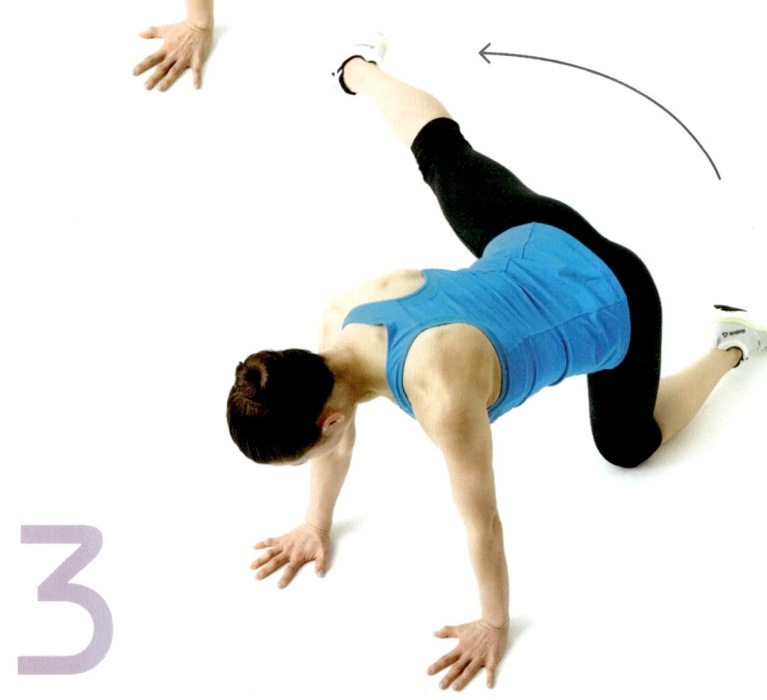

1 양손과 양 무릎을 바닥에 대고 엎드린다.
  양손은 어깨 너비, 양 무릎은 골반 너비
  로 벌린다.

2 왼발을 뒤로 뻗어 허리 높이까지 들어 올
  린다. 이때 엉덩이 근육을 조여야 한다.

3 뻗은 다리를 몸의 바깥쪽으로 최대한 밀
  어낸다. 이때 발끝은 자연스럽게 두고,
  바깥쪽으로 밀고 당기기를 반복한 후 1번
  자세로 돌아간다. 반대쪽도 실시한다.

3

자극 부위 ▶▶▶ 복부, 허리, 엉덩이

C11 한발 들어 발끝 터치

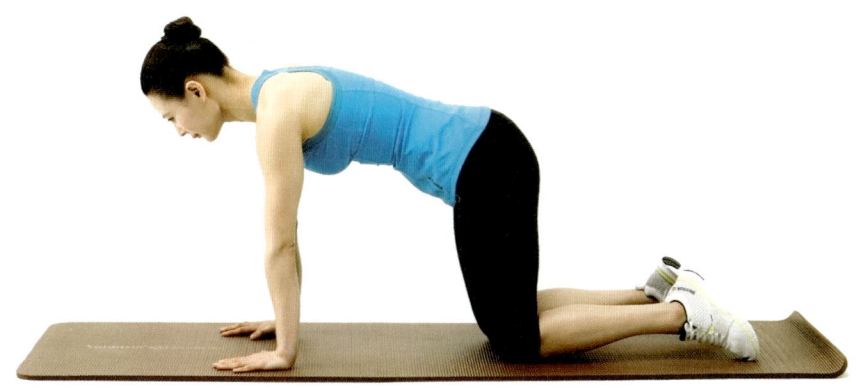

1

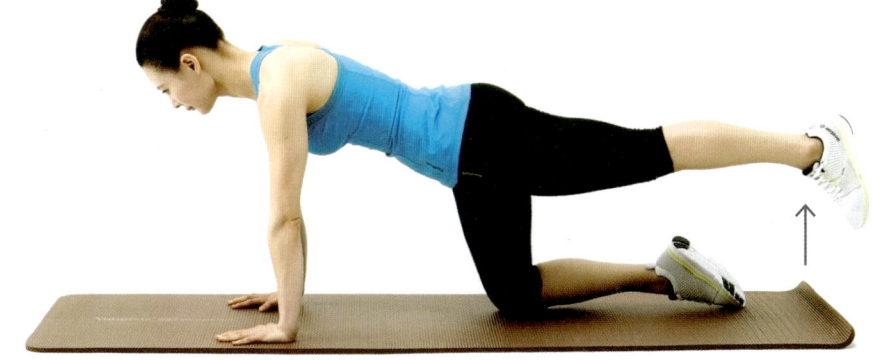

2

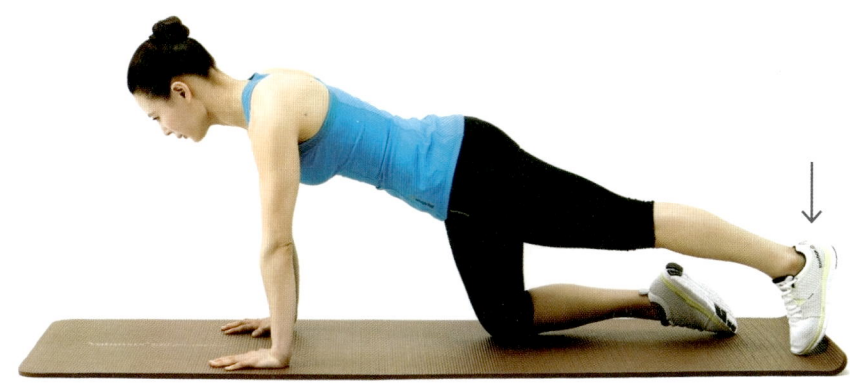

3

 CHECK POINT

동작 내내 복부의 긴장을 유지하고, 들어 올린 발의 뒤꿈치는 어깨 높이를 넘지 않는다.

1 양손과 양 무릎을 바닥에 대고 엎드린다. 양손은 어깨 너비, 양 무릎은 골반 너비로 벌린다.

2 왼발을 뒤로 뻗어 허리 높이까지 들어 올린다. 이때 엉덩이 근육을 조여야 한다.

3 뻗은 다리를 내려 발끝으로 바닥을 터치한 뒤 들어 올리기를 반복한 후 1번 자세로 돌아간다. 반대쪽도 실시한다.

자극 부위 ▶▶▶ 복부, 허리, 엉덩이

무릎 가슴으로 당겼다 펼치기

1
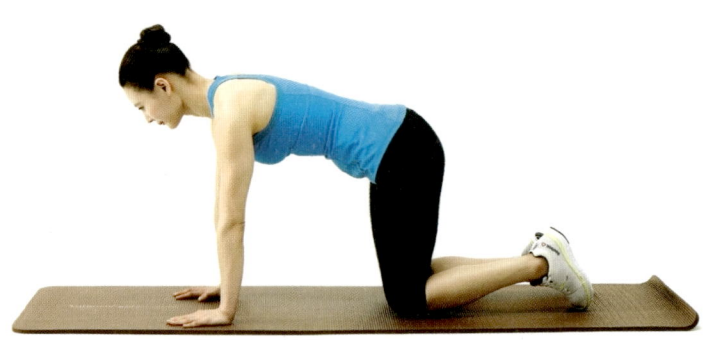

2
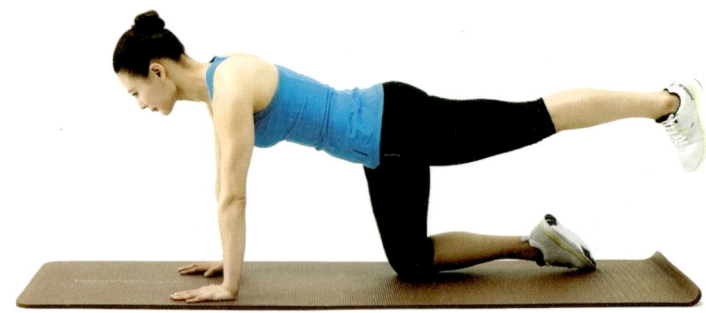

3
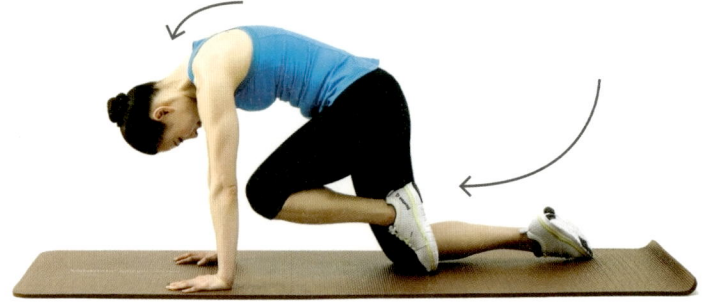

4
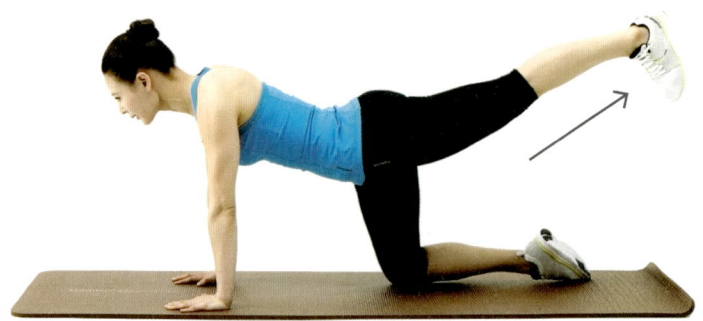

1 양손과 양 무릎을 바닥에 대고 엎드린다. 양손은 어깨 너비, 양 무릎은 골반 너비로 벌린다.

2 왼발을 뒤로 뻗어 허리 높이까지 들어 올린다. 이때 엉덩이 근육을 조여야 한다.

3 몸을 웅크리면서 뻗은 다리를 구부려 가슴 쪽으로 쭉 당긴다. 엉덩이 근육이 늘어나는지 확인한다.

4 다시 다리를 뒤로 뻗어 엉덩이 근육을 꽉 조이기를 반복한 뒤 1번 자세로 돌아간다. 반대쪽도 실시한다.

자극 부위 ▶▶▶ 복부, 골반 주변, 엉덩이 옆, 허벅지

발날 대각선 밀기

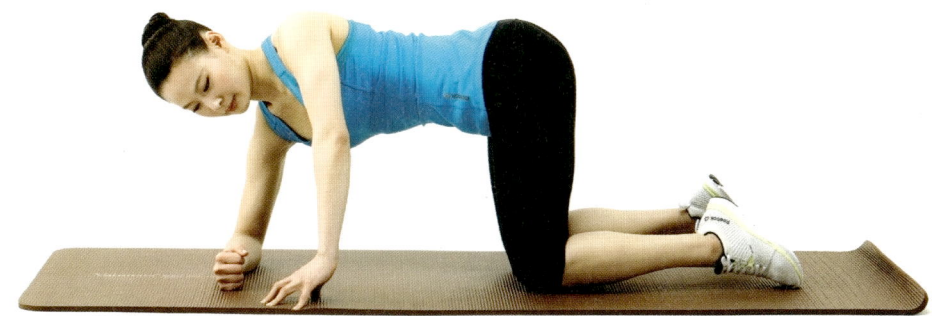

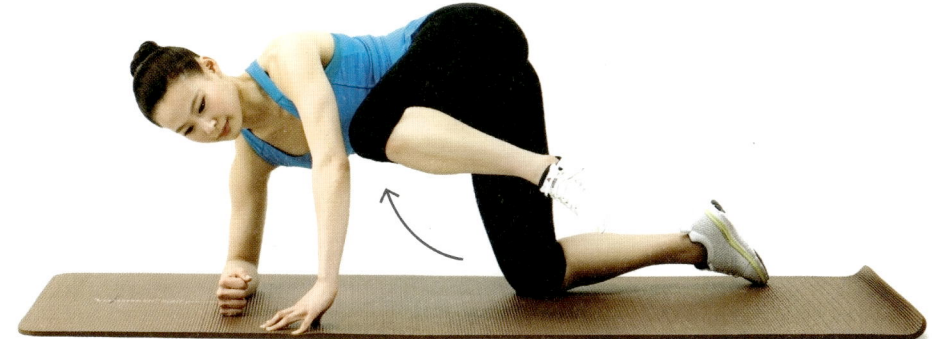

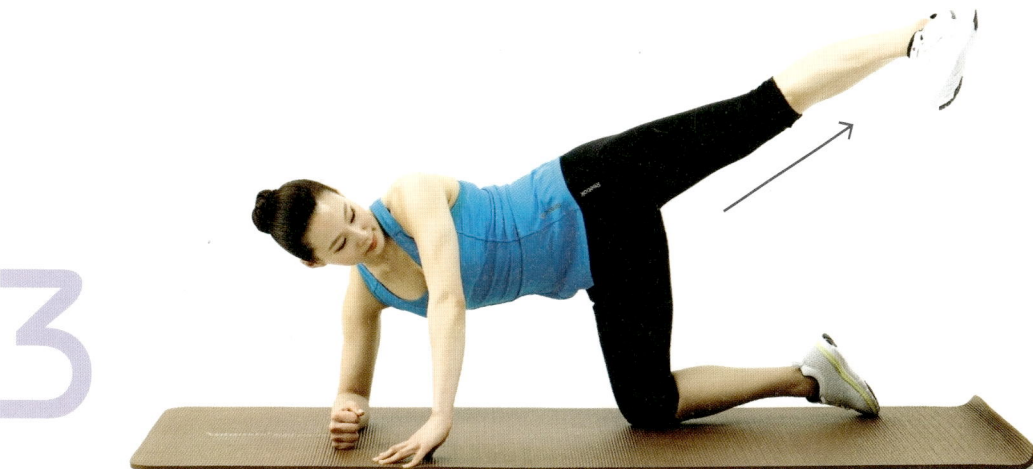

1 오른쪽 팔꿈치는 바닥에 대고, 왼손으로 몸을 지탱한 뒤 양 무릎을 대고 엎드린다.

2 왼쪽 무릎을 들어 왼쪽 팔꿈치까지 당긴다.

3 대각선 방향으로 발날을 밀어낸다는 느낌으로 다리를 쭉 펴고 접기를 반복한 뒤 1번 자세로 돌아온다. 반대쪽도 실시한다.

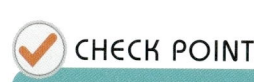 **CHECK POINT**

발목을 최대한 젖혀 날카로운 발날을 만들어 밀어낼수록 엉덩이 근육 운동에 효과적이다.

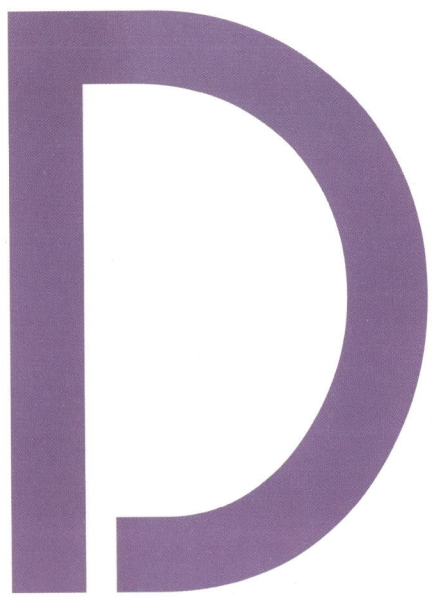

종아리

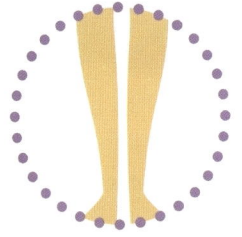

자극 부위 ▶▶▶ 종아리, 발목

종아리 늘이기

1 양발은 골반 너비로 벌리고, 양손은 자연스럽게 내린 뒤 바른 자세로 선다.

2 왼발을 뒤로 뻗고 동시에 오른쪽 무릎을 구부린다. 이때 왼쪽 발바닥 전체가 바닥에 닿아있어야 종아리 뒤쪽이 늘어나는 것이 잘 느껴진다. 반대쪽도 실시한다.

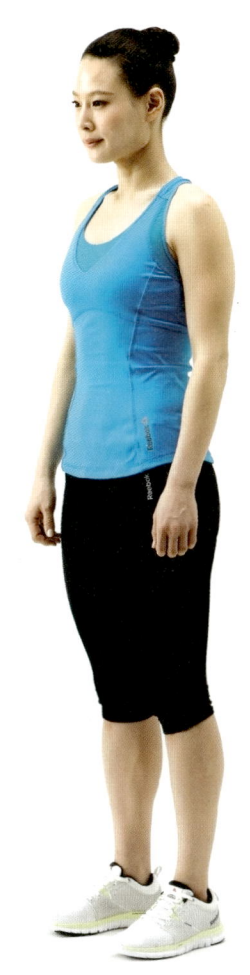

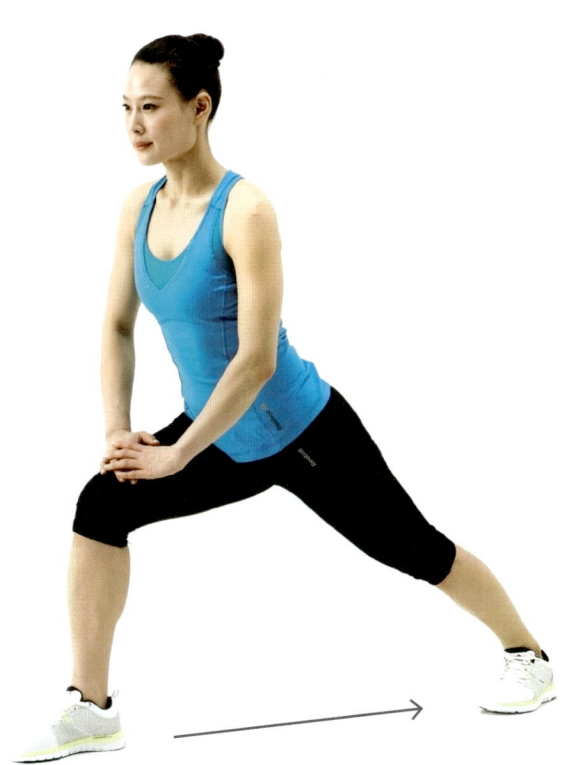

D2

자극 부위 ▶▶▶ 종아리, 발목

한발 들고 상체 숙여 발등 터치

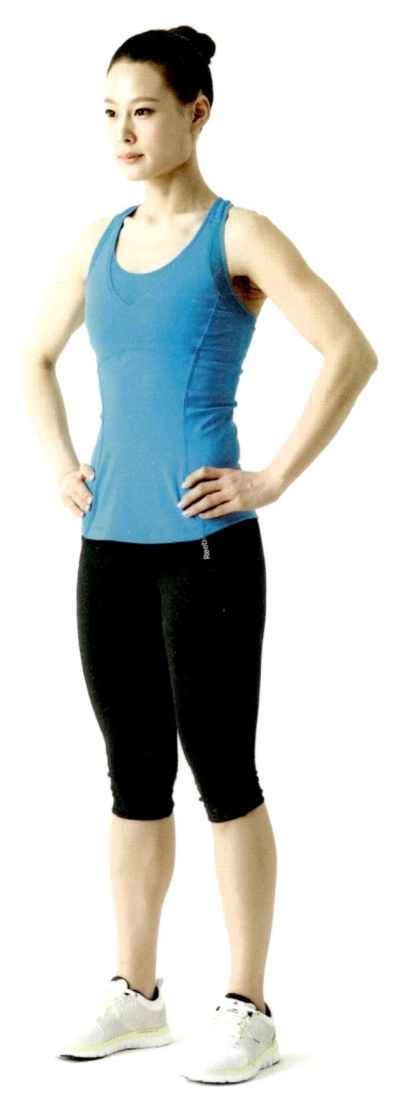

1

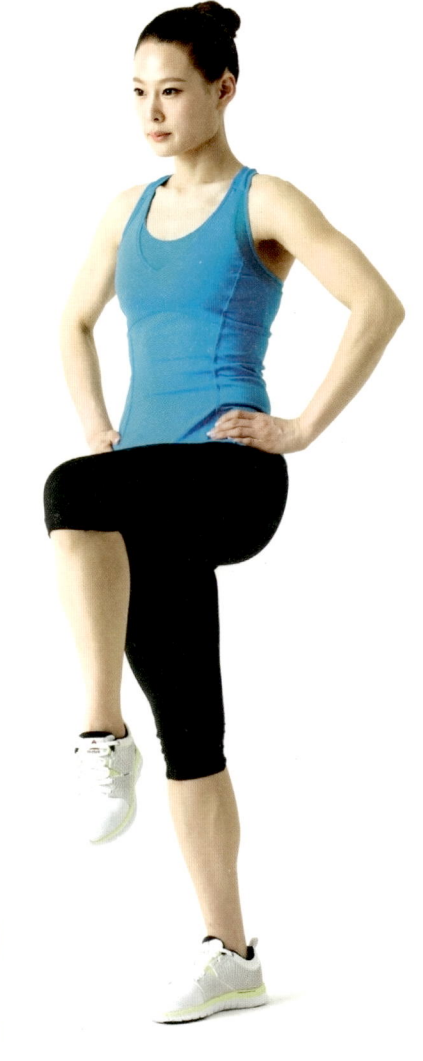

2

1 양발은 골반 너비로 벌리고, 양손은 허리에 얹은 뒤
  바른 자세로 선다.

2 왼발을 구부려 수직으로 들어 올린다.

3 상체를 숙이면서 들어 올린 다리를 뒤로 쭉 뻗는다.
  동시에 양손 끝은 포개어 오른쪽 발등을 터치한다.

4 천천히 상체를 일으킨다. 반대쪽도 실시한다.

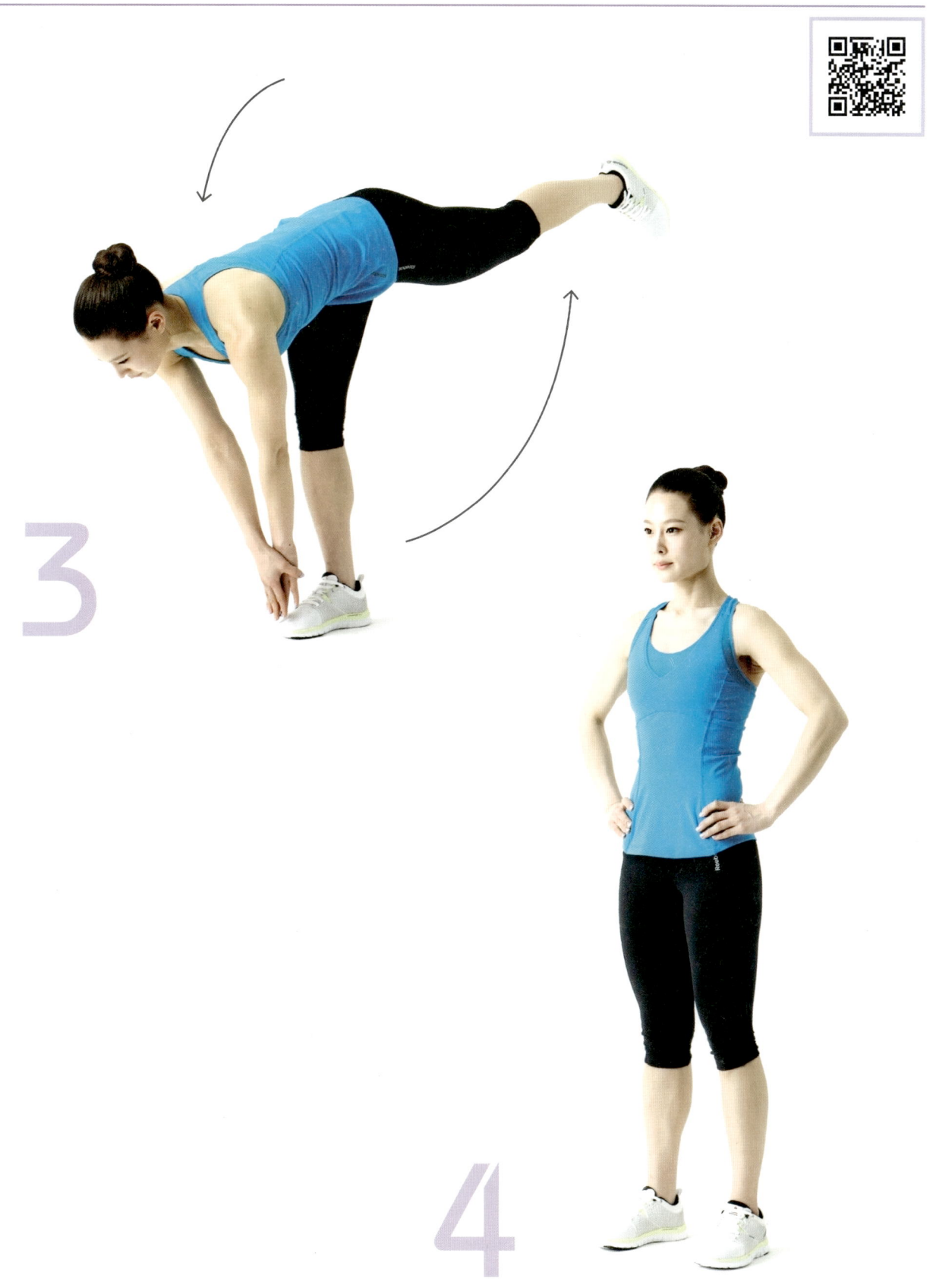

3

4

자극 부위 ▶▶▶ 종아리, 발목

D3 다운 독 자세에서 종아리 늘이기

1

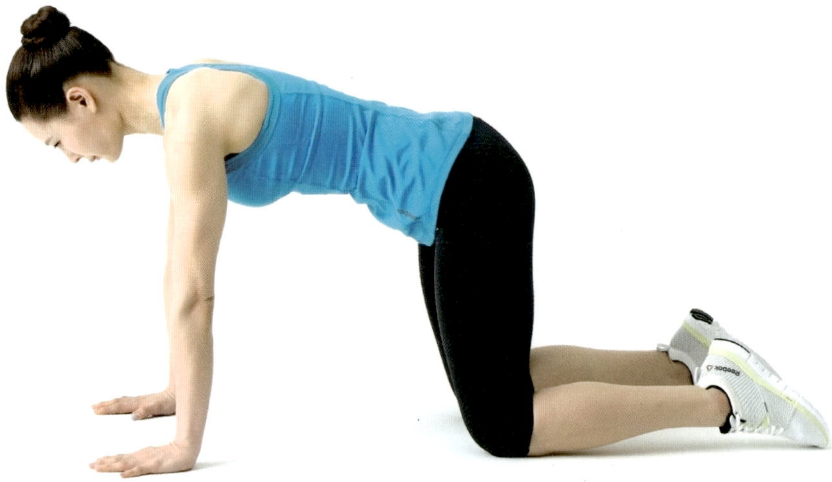

2

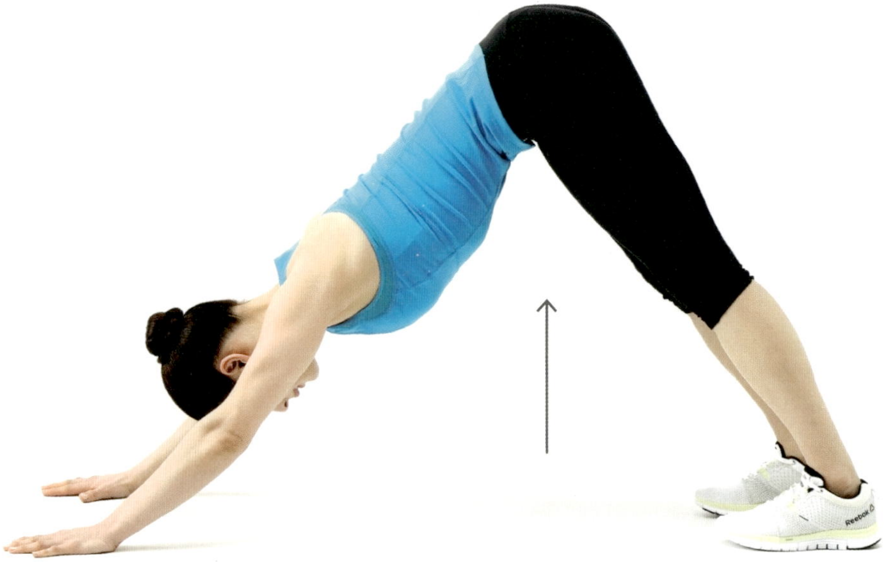

1 양손과 양 무릎을 바닥에 대고 엎드린다. 양손은 어깨 너비, 양 무릎은 골반 너비로 벌린다.

2 바닥에서 양 무릎을 떼고 엉덩이를 최대한 높이 들어 올린다. 이때 뒤꿈치는 바닥에서 살짝 떨어뜨려도 되고, 양 무릎은 살짝 구부려도 된다. 단, 등은 평평하게 하고 가슴과 어깨는 활짝 펴자.

3 한쪽 무릎을 구부려 뒤꿈치를 바닥에서 떼고, 반대쪽 발의 뒤꿈치로는 바닥을 꾹 눌러 종아리 뒤쪽을 늘인다. 반대쪽도 실시한다.

3

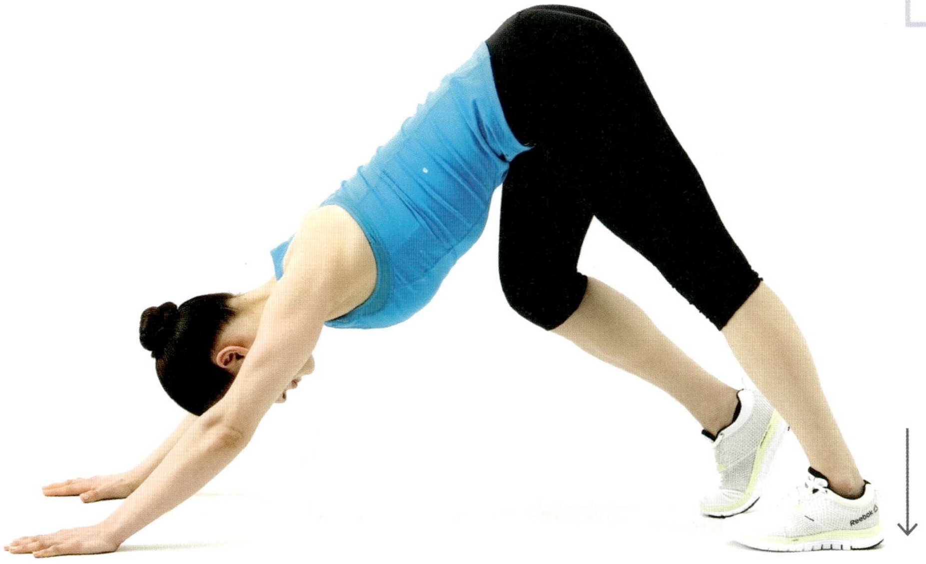

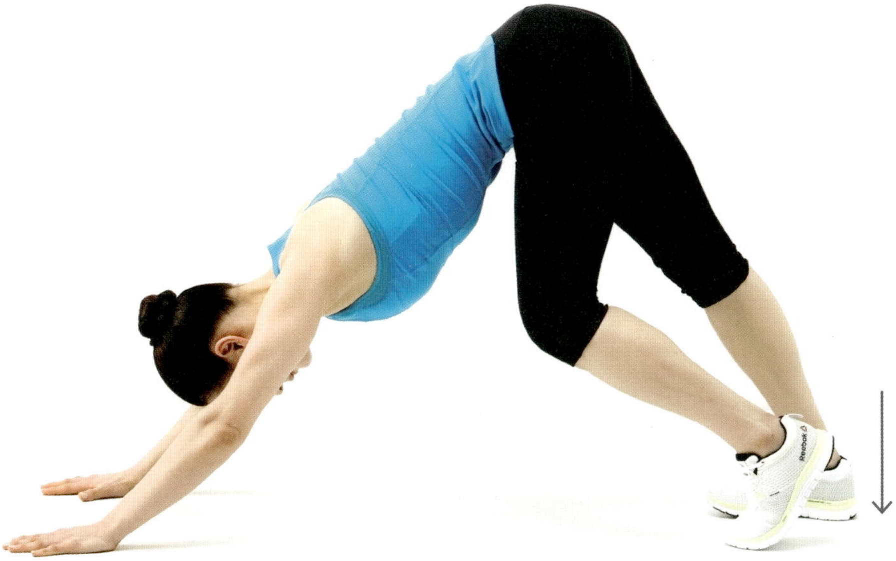

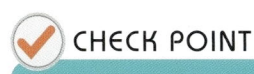

✅ CHECK POINT

엎드린 자세에서는 등과 허리가 평평하게 펴져야 하며, 한쪽 뒤꿈치로 바닥을 누를 때 무릎은 쭉 펴도록 한다.

PART
3

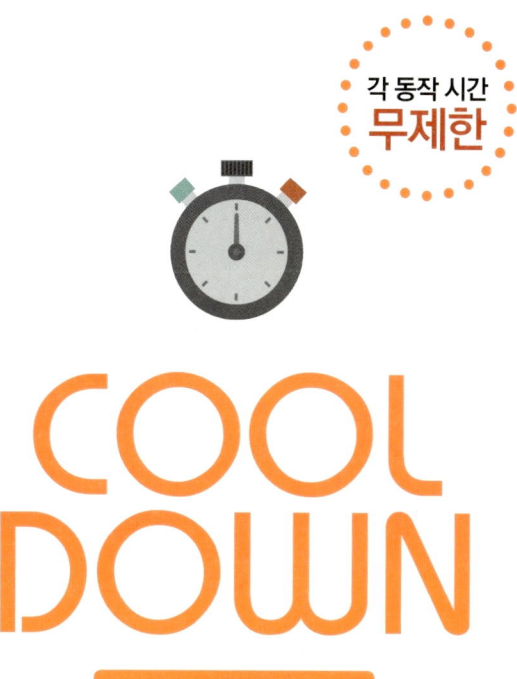

COOL DOWN

스트레칭

모든 운동의 마지막에 꼭 실시해야 할 단계로 전신의 근육을 이완시
키고 피로를 푸는 데 효과적인 동작들이다. 또한 유연성 강화와 몸의
밸런스를 유지하는 데도 도움을 준다. 각 동작의 시간은 기본 약 1분
으로 하되, 시간에 연연하지 말고 천천히, 그리고 충분히 몸의 곳곳
을 스트레치 하도록 하자.

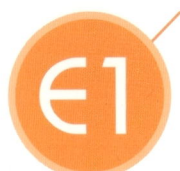

자극 부위 ▶▶▶ 허리, 골반 앞, 엉덩이, 허벅지

E1 무릎 가슴 당기기+브리징

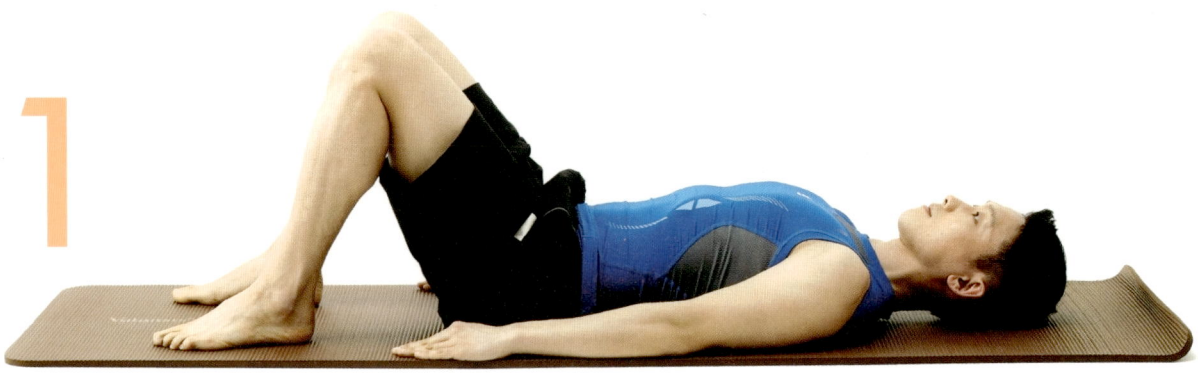

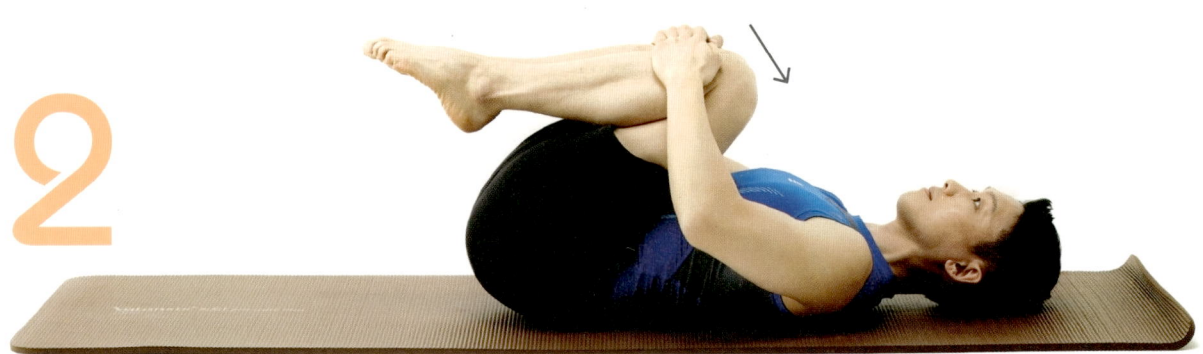

1 등을 바닥에 대고 누운 뒤 양 무릎을 세운다. 양손은 자연스럽게
  내려놓는다.
2 양 무릎을 잡고 가슴 쪽으로 당긴다.
3 양 무릎을 천천히 내린다.
4 엉덩이를 들어 몸통과 허벅지가 평평해질 때까지 올린다.
5 천천히 엉덩이를 내린다.

3

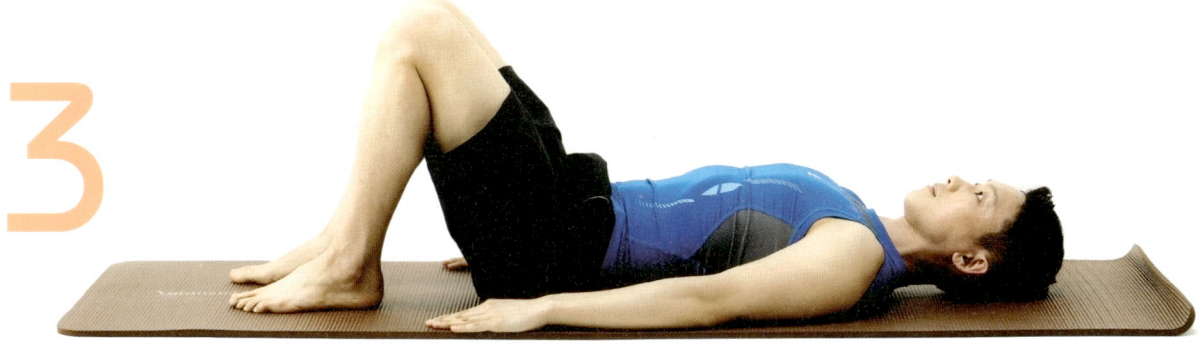

4

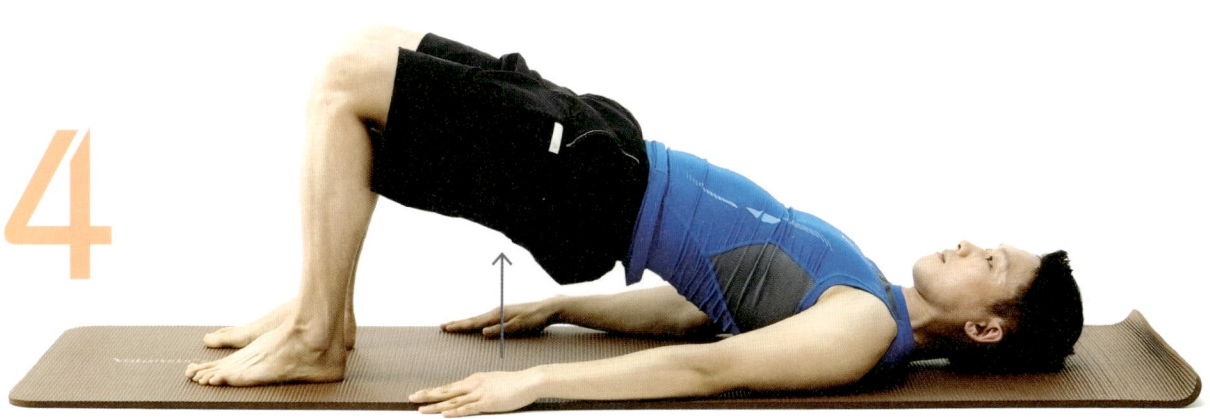

5

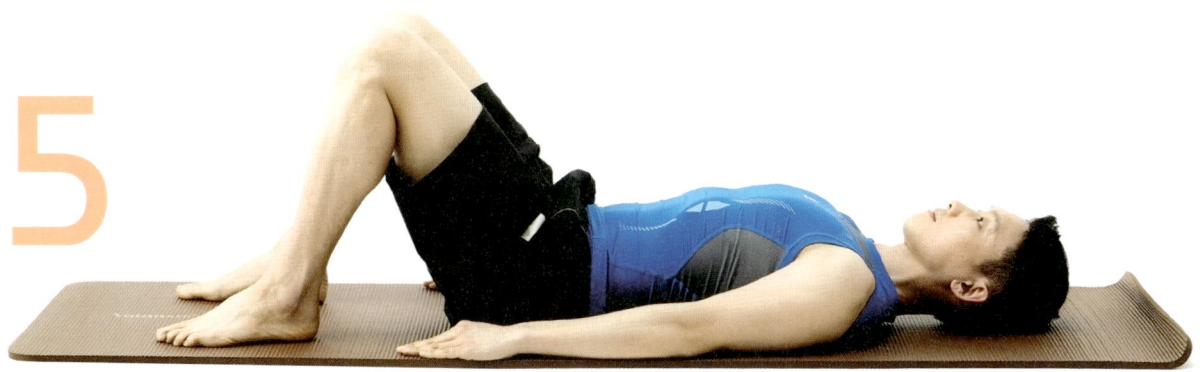

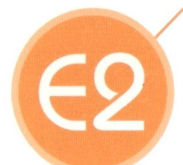

E2

무릎 포개 양 옆으로 내리기

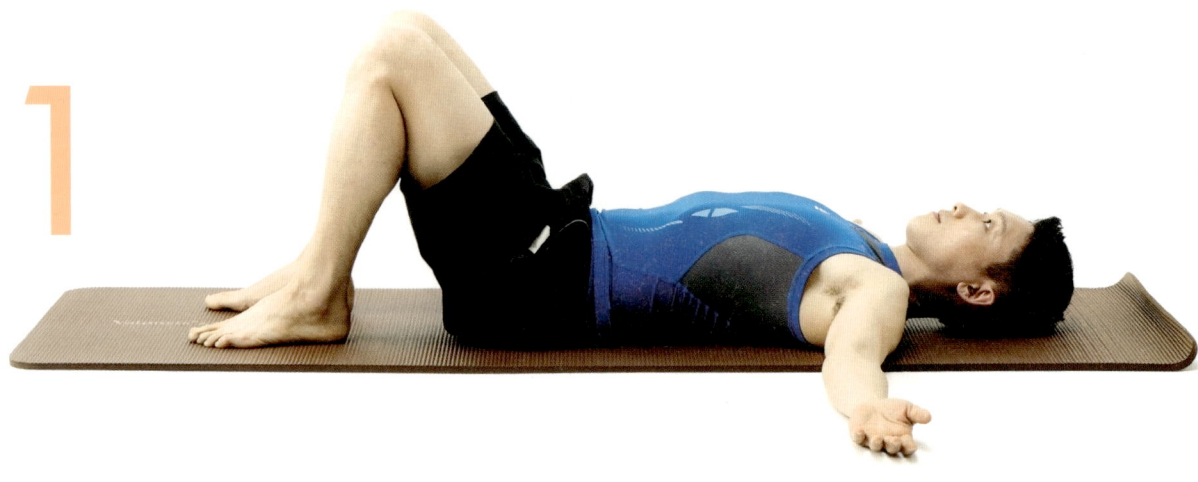

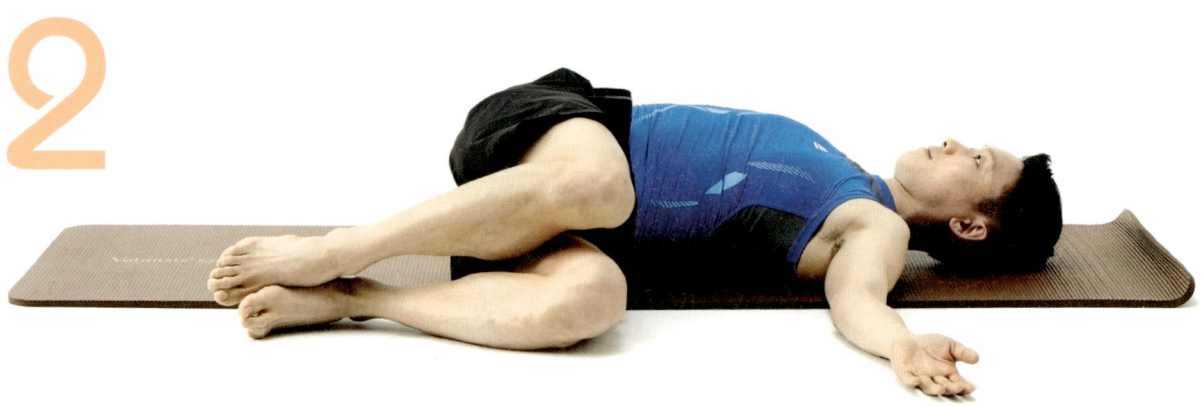

1 등을 바닥에 대고 누운 뒤 양 무릎을 세우고, 양팔은 좌우로 펼친다.
2 양 무릎을 왼쪽으로 기울인다.
3 양 무릎을 들어 올려 바닥과 수직이 되게 한다.
4 양 무릎을 오른쪽으로 기울인다.

3

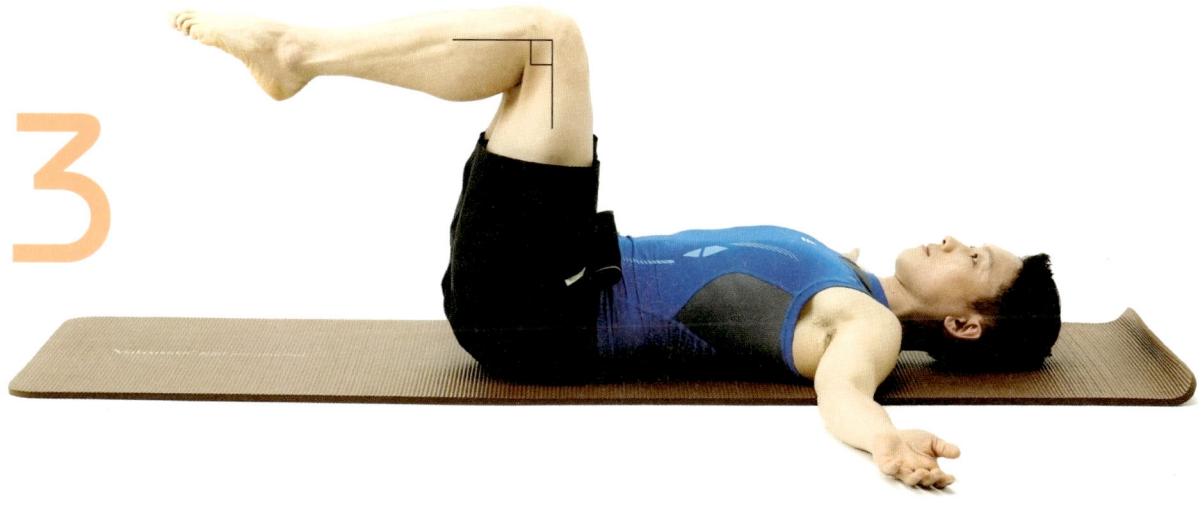

4

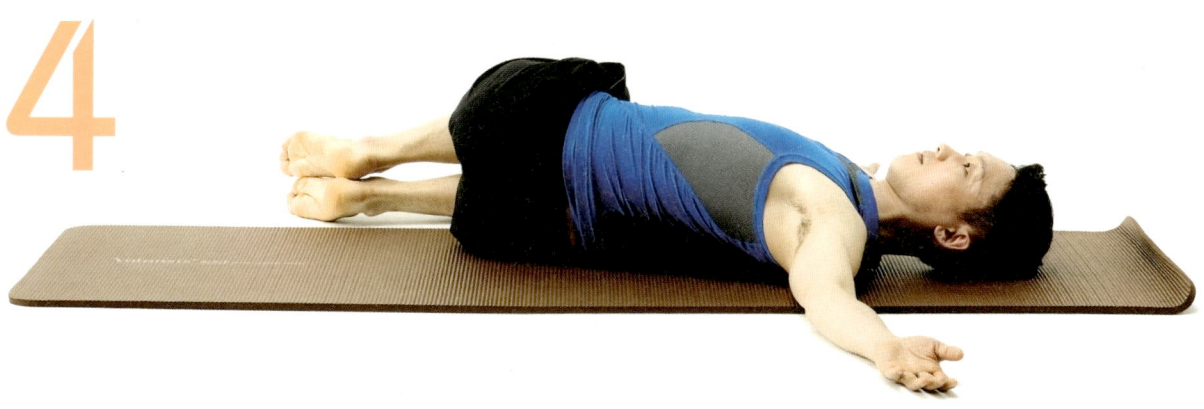

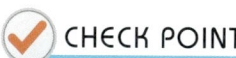 **CHECK POINT**

다리를 양쪽으로 기울일 때 양쪽 어깨는
바닥에 닿아있어야 하고, 고개는 천장을
바라본다. 동작 시 목이 불편하다면 양팔
의 높이는 어깨보다 조금 낮춰도 된다.

E3

발목 포개 가슴으로 당기기

1

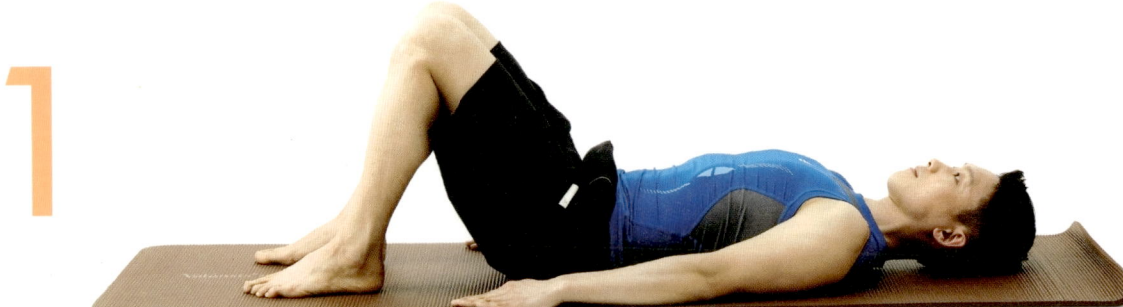

2

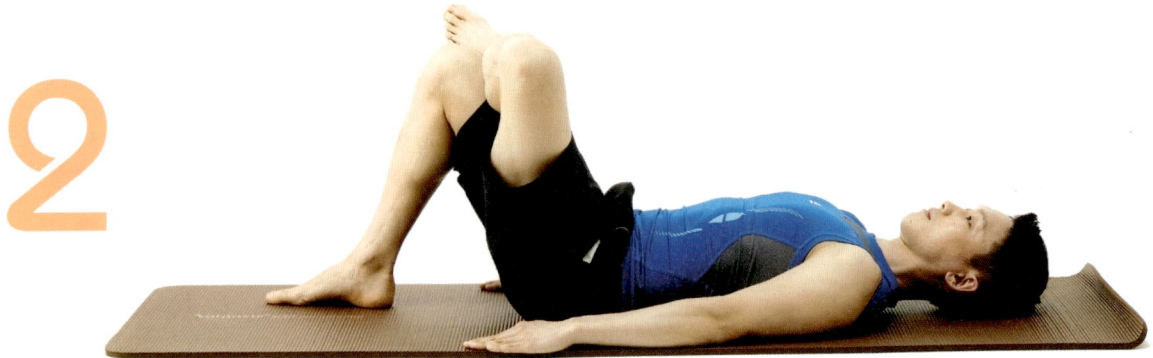

3

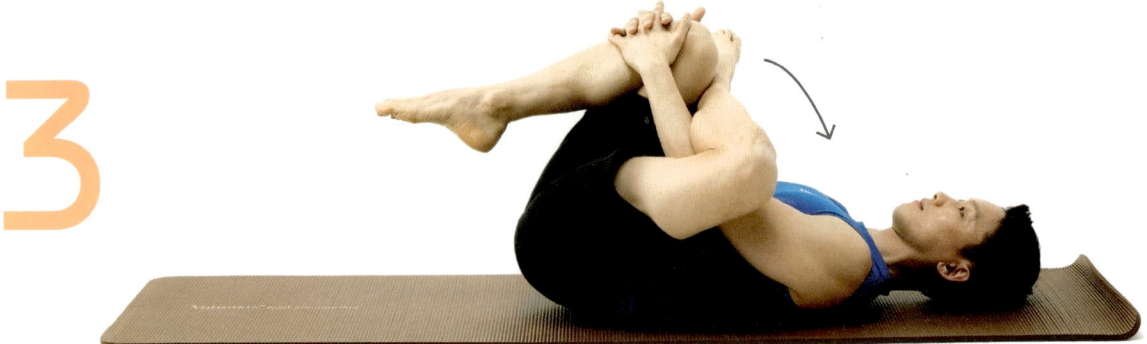

1 등을 바닥에 대고 누운 뒤 양 무릎을 세운다. 양손은 자연스럽게 내려놓는다.

2 오른쪽 허벅지 위에 왼쪽 발목을 얹는다. 이때 다리의 모습은 숫자 4가 된다.

3 양손을 다리 사이로 넣어 오른쪽 정강이를 잡고 들어 올려 가슴 쪽으로 당긴
다. 반대쪽도 실시한다.

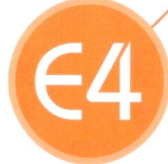

자극 부위 ▶▶▶ 엉덩이, 허벅지 뒤, 무릎 뒤

한발 펴고 가슴으로 당기기

1

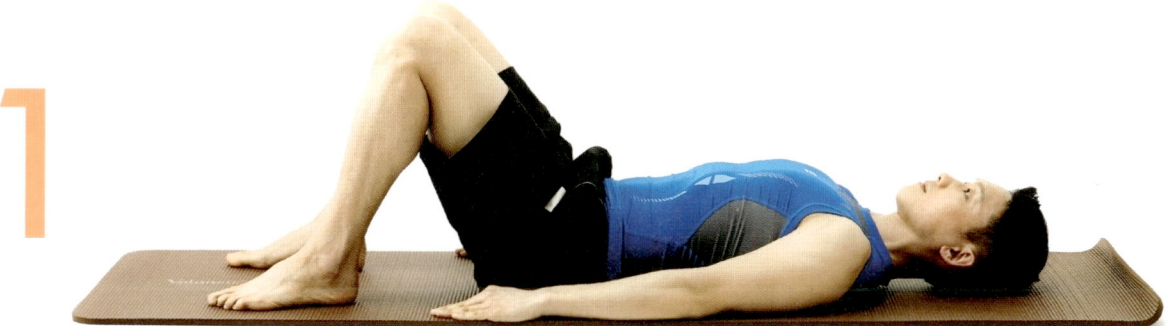

2

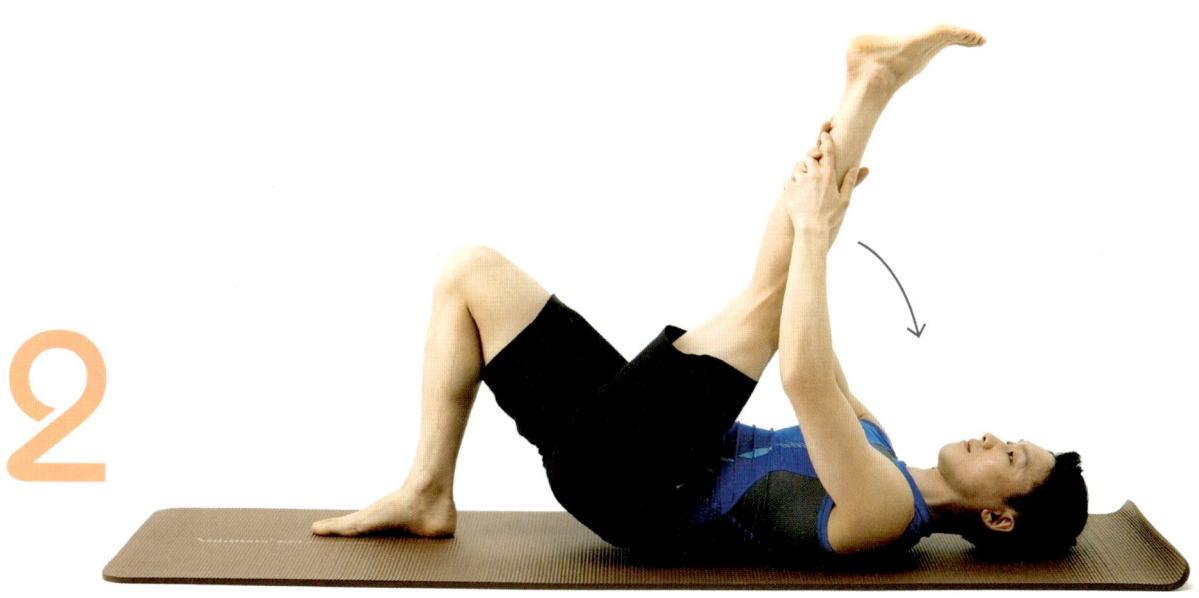

1 등을 바닥에 대고 누운 뒤 양 무릎을 세운다. 양손은 자연스럽게 내려놓는다.
2 한쪽 다리를 위로 뻗고, 양손으로 정강이를 잡아 가슴 쪽으로 당긴다. 반대쪽
  도 실시한다.

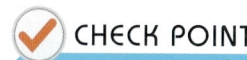 **CHECK POINT**

다리를 당길 때 허리가 바
닥에서 뜨거나, 어깨가 불
편하다면 무릎을 살짝 구부
려도 된다.

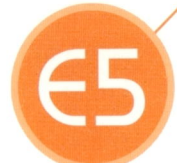

자극 부위 ▶▶▶ 골반 주변, 허벅지 안

양발 벌려 늘이기

1

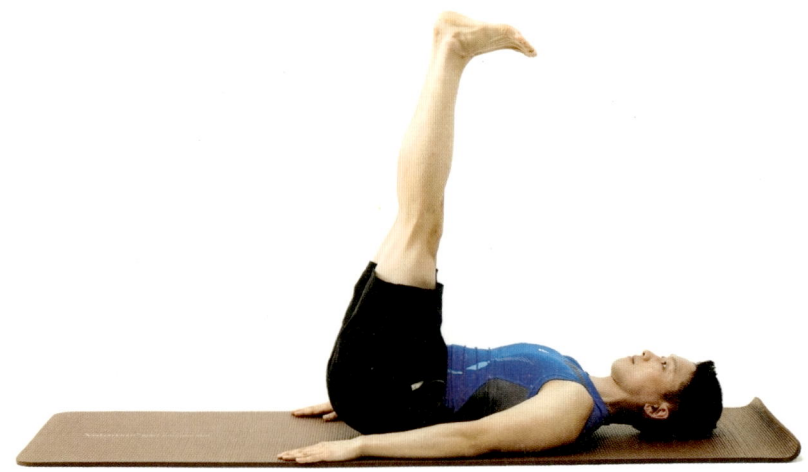

2

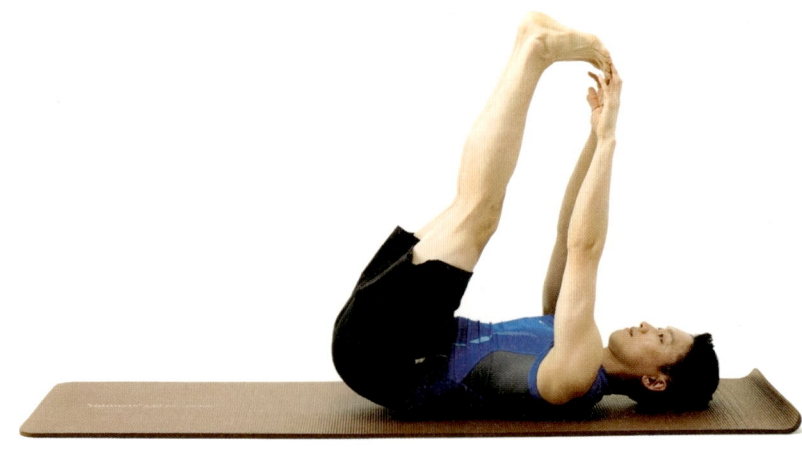

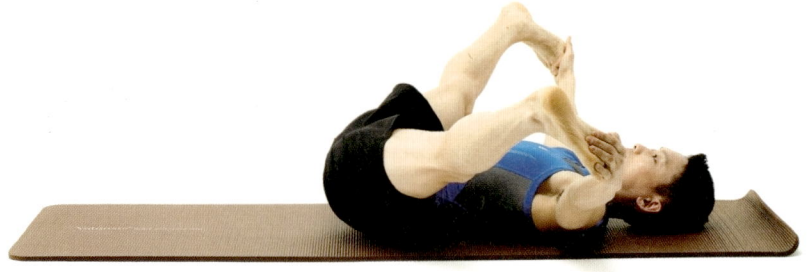

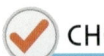 **CHECK POINT**

동작 시 목이나 어깨가 불편하다면 손의 위치를 허벅지 뒤나 무릎 뒤로 수정한다.

1 등을 바닥에 대고 누운 뒤 양발을 들어 천장으로 뻗는다.

2 양손으로 양발 끝을 잡고 좌우로 펼친다. 힘들면 종아리나 발목을 잡아도 된다.

자극 부위 ▶▶▶ 엉덩이 옆, 허벅지 앞 · 옆

다리 포개 허벅지 늘이기

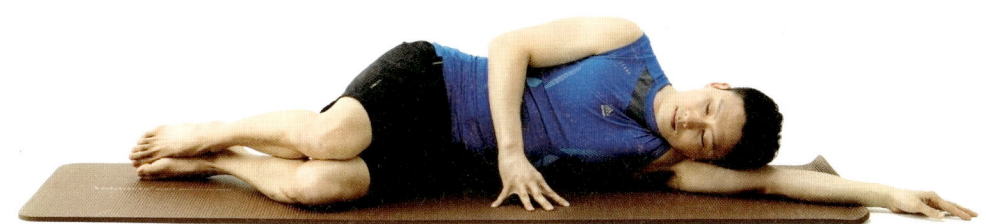

1

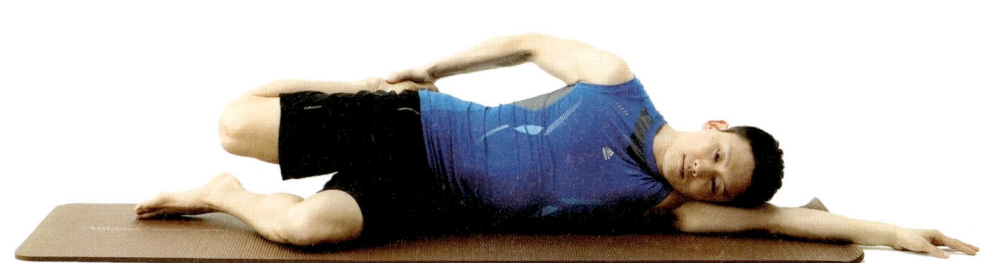

2

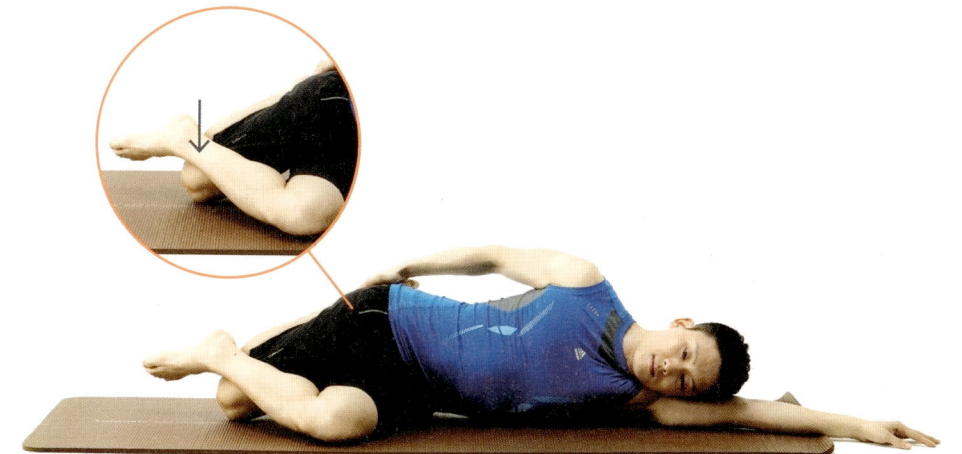

3

1 옆으로 누워 바닥의 팔은 위로 뻗어 머리를 받치고, 반대쪽 팔은 자연스럽게
   내려 둔다. 양다리는 수직으로 구부린다.

2 오른쪽 다리를 뒤로 접고, 오른손으로 발등을 잡는다.

3 왼쪽 발목을 오른쪽 허벅지 위에 얹어 바닥으로 누른다. 반대쪽도 실시한다.

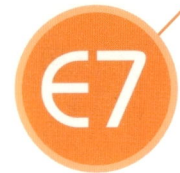
한발 구부려 상체 숙이기

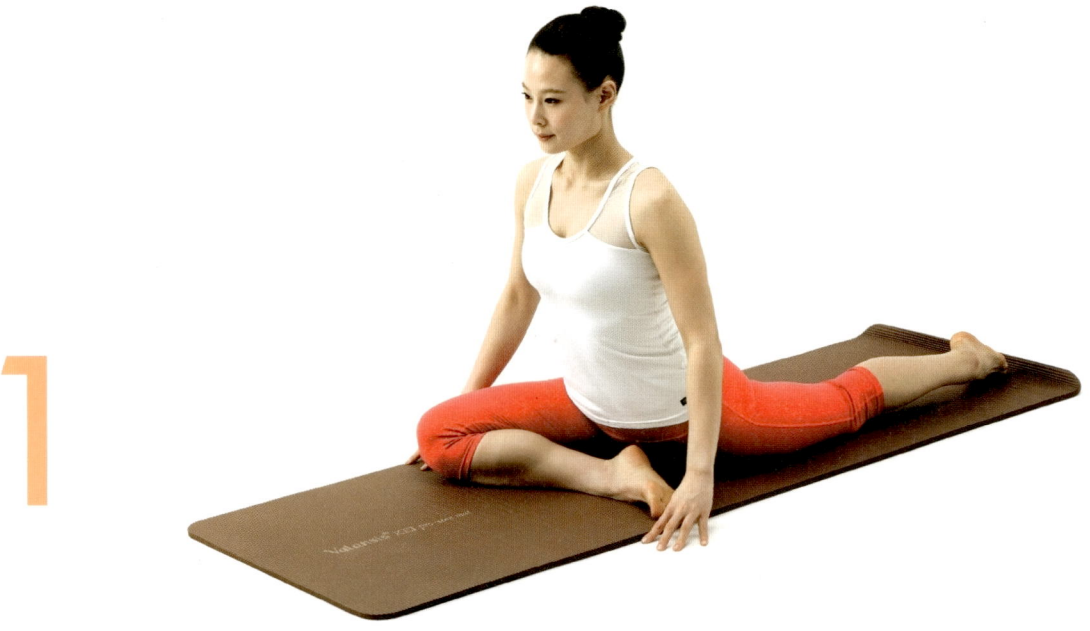

1

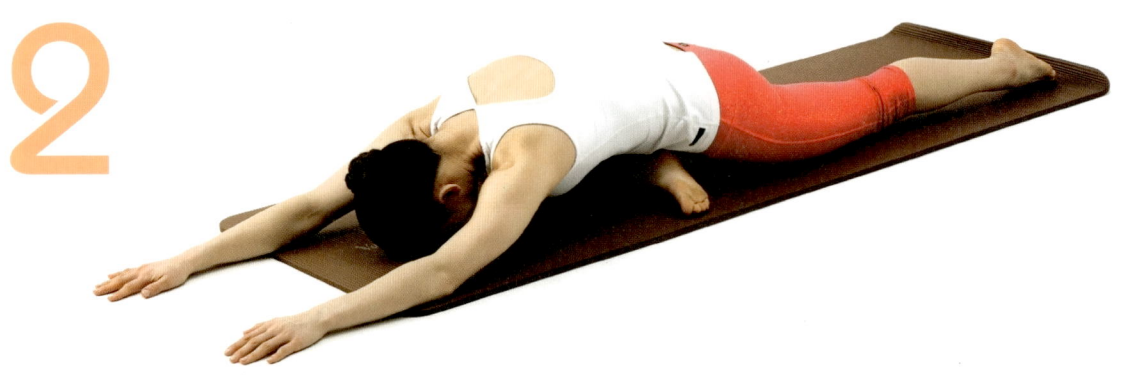

2

1 오른발은 앞으로 구부려 앉고, 왼발은 뒤로 길게 뻗는다.
2 상체를 앞으로 숙이고, 양팔은 앞으로 길게 뻗어 바닥에 밀착시킨다.
　반대쪽도 실시한다.

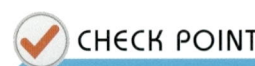

✔ CHECK POINT

앞으로 구부린 다리의 허벅
지 옆쪽과 엉덩이가 바닥에
닿게 한다.

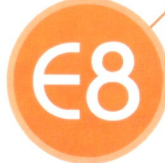

자극 부위 ▶▶▶ 골반 앞, 허벅지 앞

무릎 구부려 뒤꿈치 당기기

1

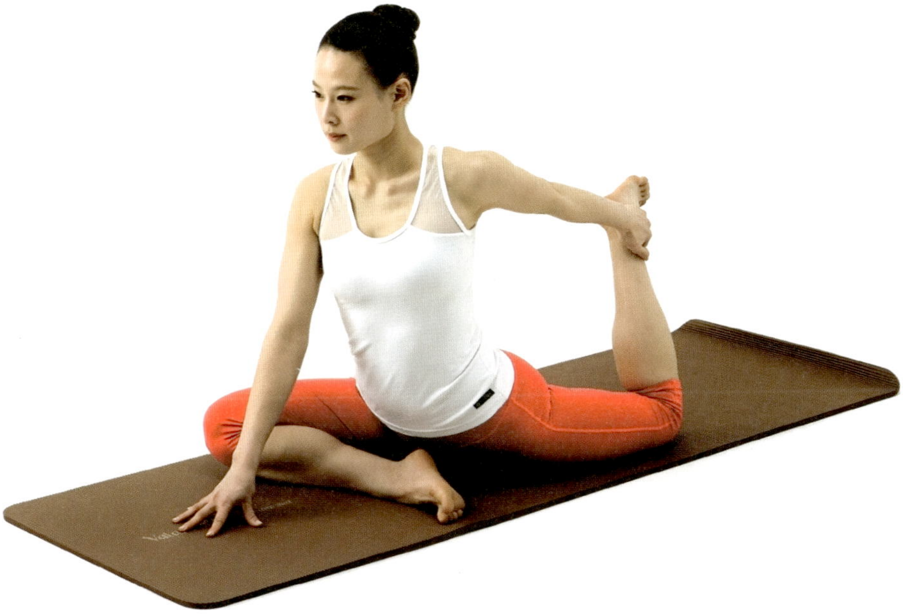

2

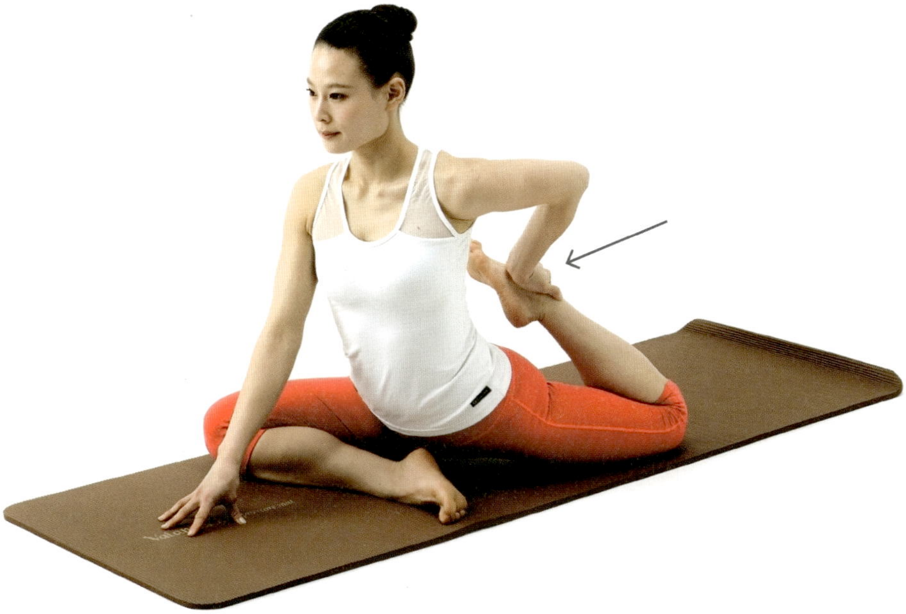

1 오른발은 앞으로 구부려 앉고, 왼발은 뒤로 뻗는다.
  왼손으로 왼발 발등을 잡는다.

2 잡은 손으로 발등을 끌어 당긴다. 반대쪽도 실시한다.

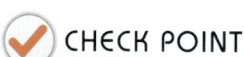 CHECK POINT

발등을 잡지 않은 손은 앞쪽 바닥을 짚고 몸
이 흔들리지 않게 고정시킨다. 동작 시 골반
주변이 불편하다면 뒤쪽 다리의 무릎을 옆
으로 옮겨 동작을 진행한다.

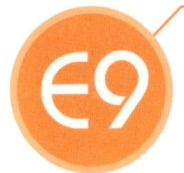

E9

자극 부위 ▶▶▶ 허리, 엉덩이, 허벅지 뒤, 종아리

상체 숙여 앞뒤로 걷기

1 양발은 골반 너비로 벌리고, 양손을 자연스럽게 둔 뒤
  바른 자세로 선다.
2 상체를 숙여 양 손바닥으로 바닥을 짚는다.
3 등과 허리가 바닥과 평평해질 때까지 앞으로 걸어간다.
4 다시 뒤로 되돌아온다.

1

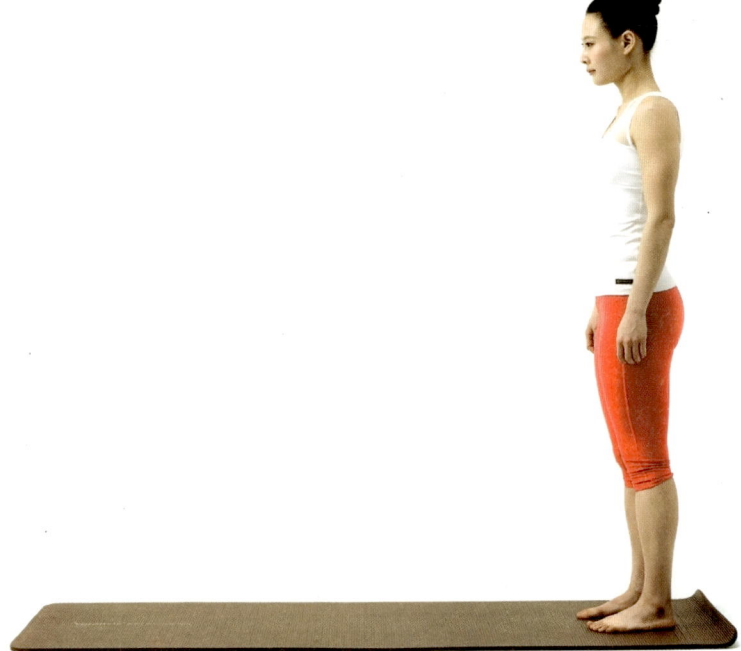

2

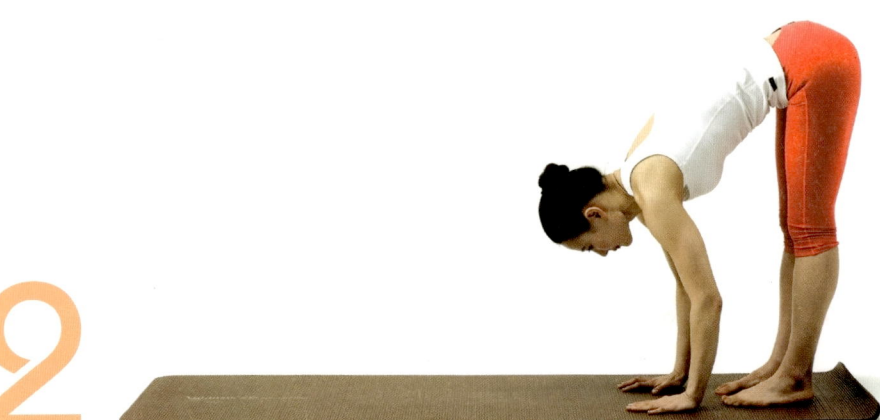

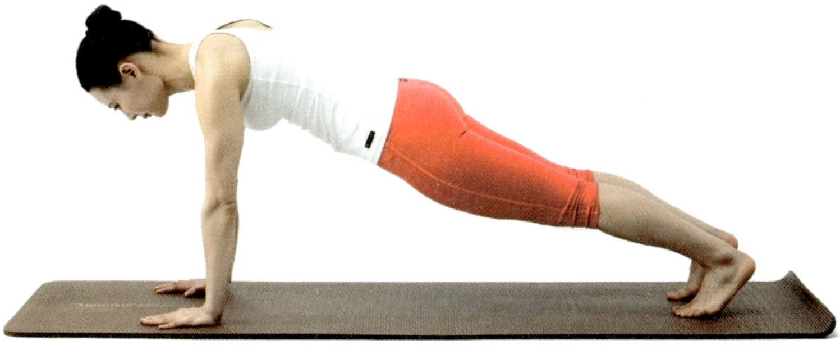

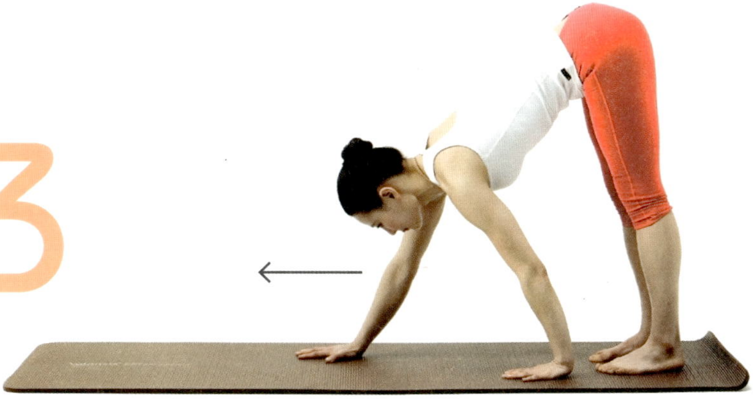

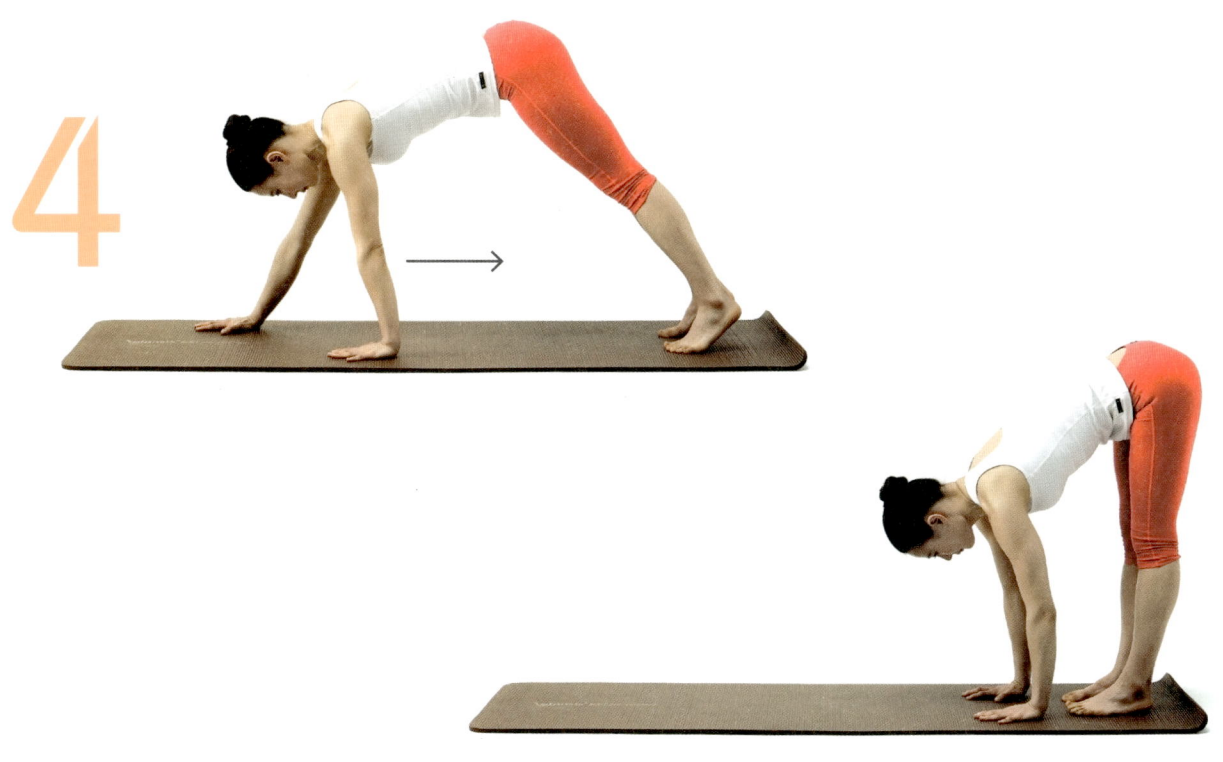

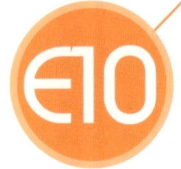
양발 벌려 상체 숙이기

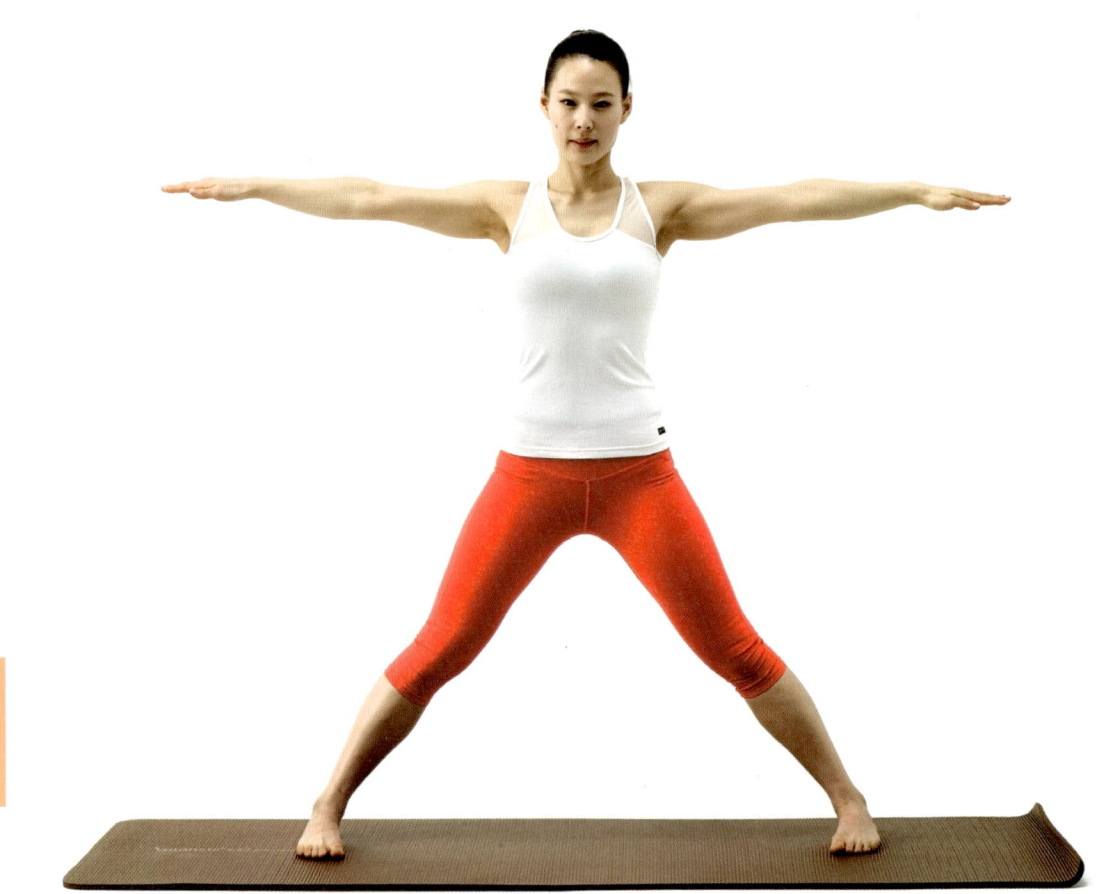

1

1 양발은 어깨 너비보다 넓게 벌리고, 양손은 좌우로 넓게 펼친다. 이때
  양발 끝은 안쪽을 향하게 한다.
2 상체를 앞으로 숙여 양 손바닥으로 바닥을 짚는다. 시선은 코끝이나
  배꼽을 향한다.
3 팔꿈치를 펴고 고개를 든다.
4 팔꿈치를 구부리고 동시에 상체를 숙여 허벅지와 배의 거리를 좁힌다.

✔ **CHECK POINT**

유연성이 부족하다면 무릎
을 살짝 구부려 동작을 진
행한다. 팔이 바닥에 안 닿
으면 발목을 잡아도 된다.

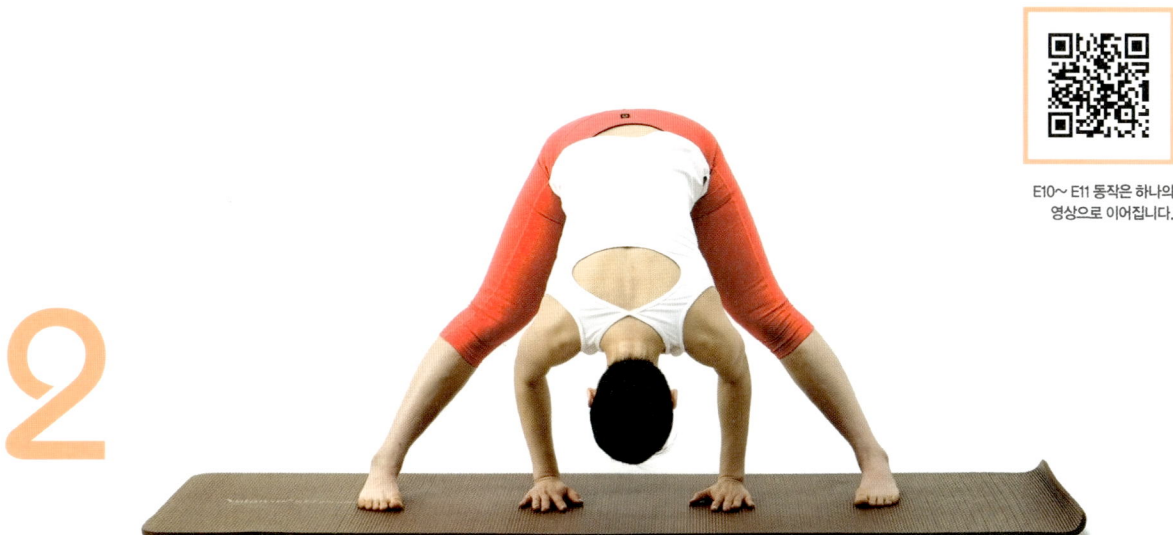

E10~ E11 동작은 하나의
영상으로 이어집니다.

2

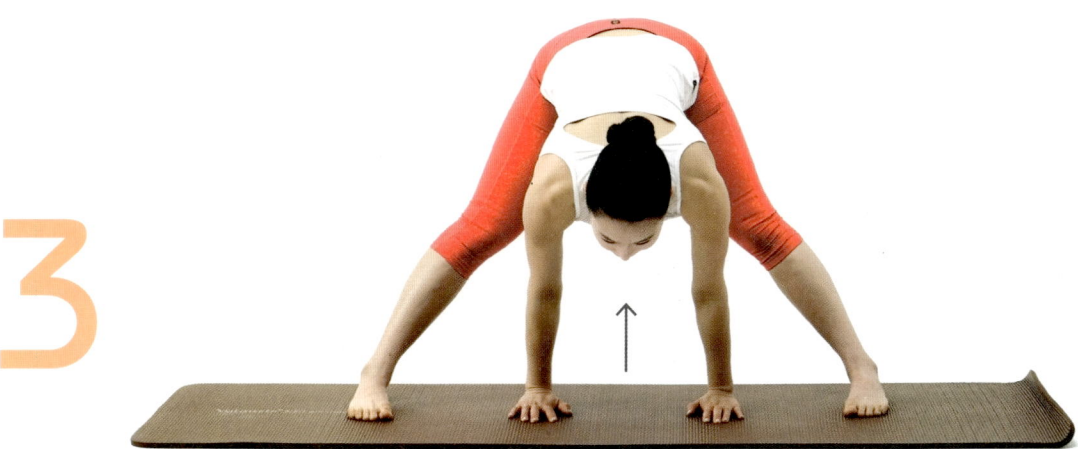

3

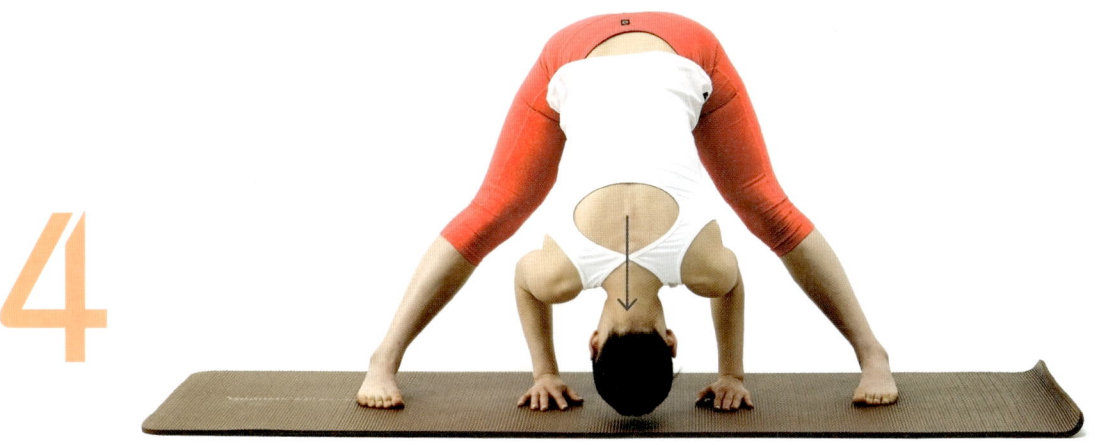

4

자극 부위 ▶▶▶ 등, 허리, 허벅지 뒤

상체 숙여 발가락 잡아당기기

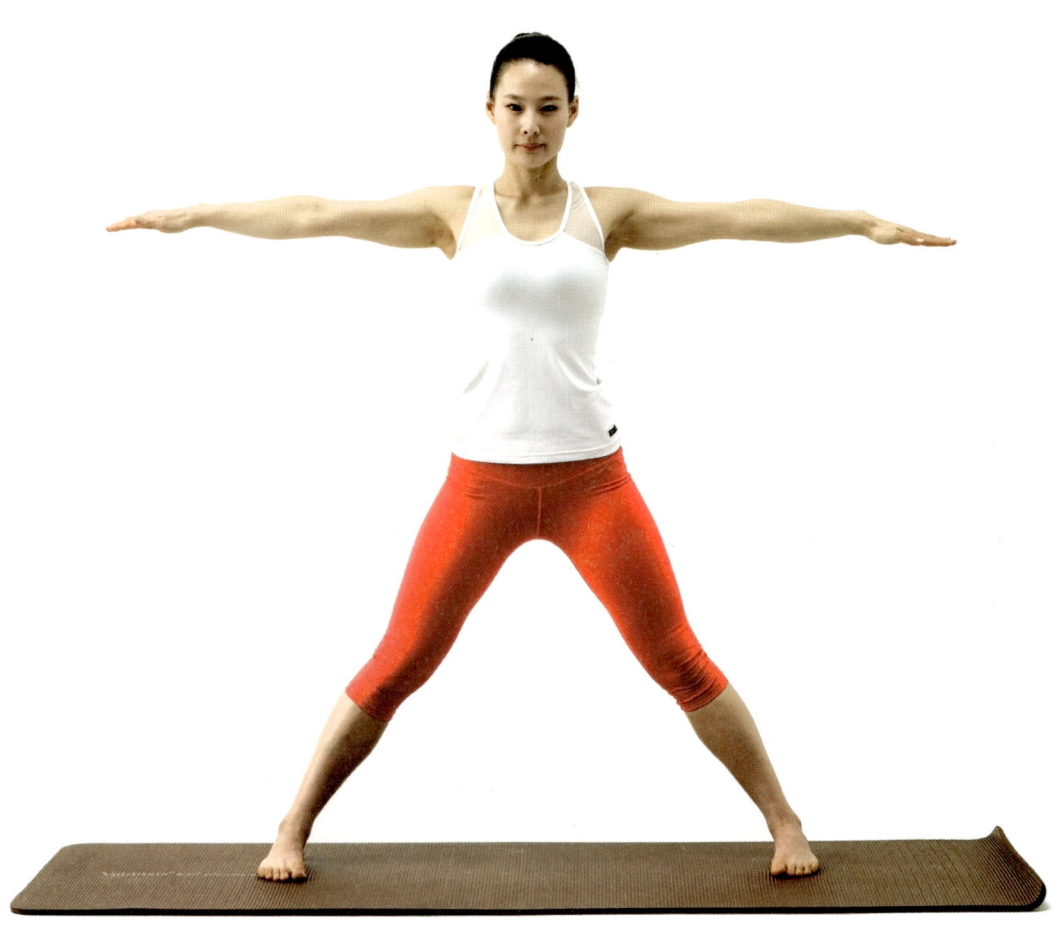

1

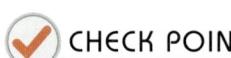

1 양발은 어깨 너비보다 넓게 벌리고, 양팔은 좌우로 넓게 펼친다.
　이때 양발 끝은 안쪽을 향하게 한다.
2 상체를 앞으로 숙이면서 양손(세 손가락만 사용)으로 엄지발가
　락을 잡는다. 시선은 코끝이나 배꼽을 향한다.
3 엄지발가락을 잡은 상태로 양 팔꿈치를 펴고 고개를 든다.
4 엄지발가락을 잡은 상태로 양 팔꿈치를 구부리며 머리를 깊숙히
　숙인다.

✓ **CHECK POINT**

엄지발가락을 움켜쥐며 당
길 때 팔꿈치를 자연스럽게
구부려 목과 어깨를 편안하
게 한다.

2

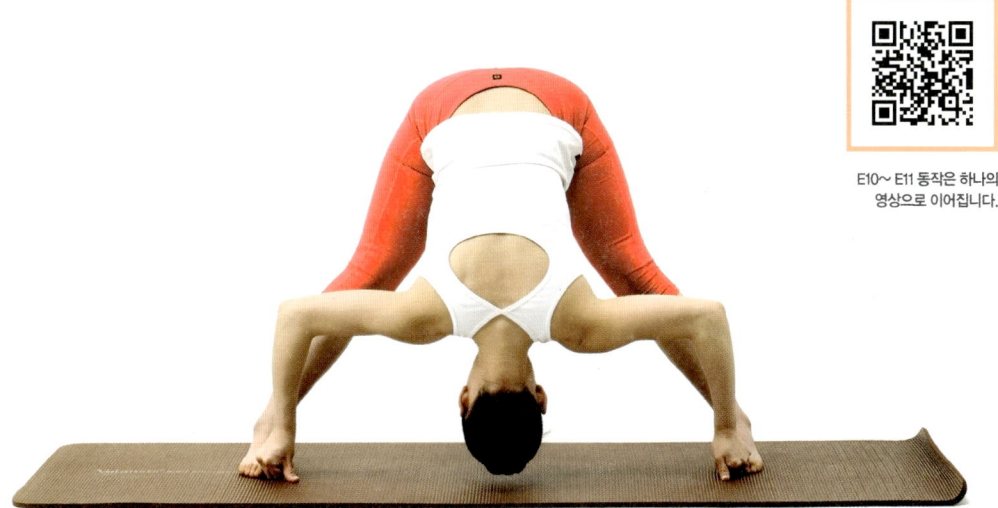

E10~ E11 동작은 하나의
영상으로 이어집니다.

3

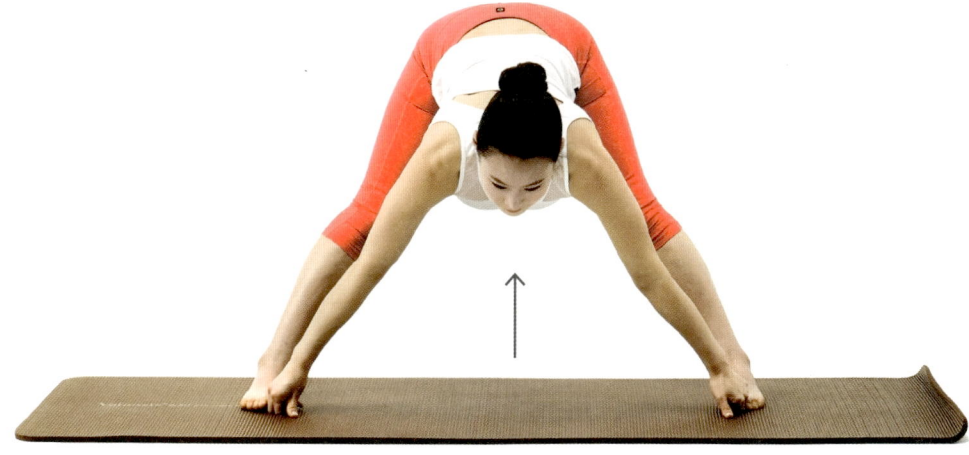

4

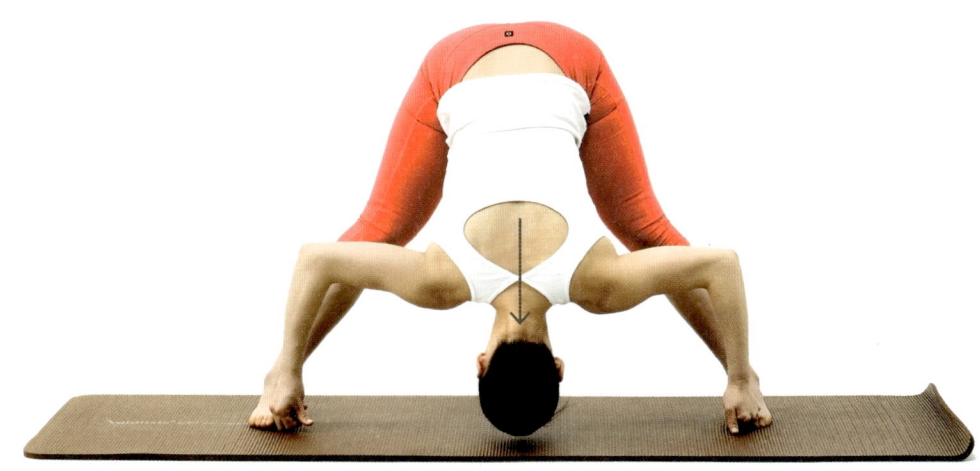

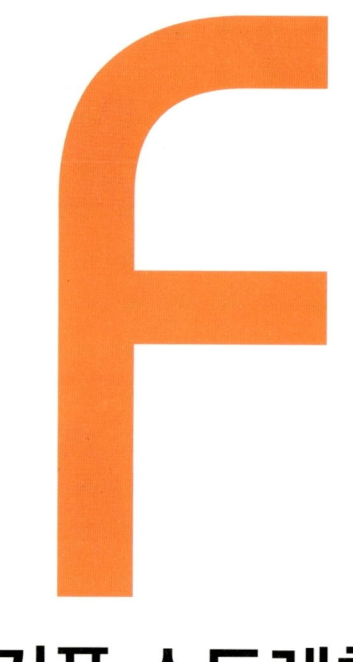

커플 스트레칭

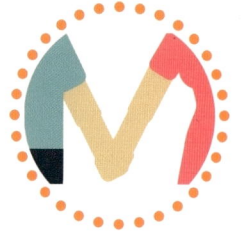

F1 등 대고 앉아 상체 숙이기

1 서로 등을 댄 채 허리를 펴고, 발바닥을 붙이고 앉는다.

2 한 명이 먼저 상체를 앞으로 숙이고, 다른 한 명은 등을 댄 채로 뒤로 편하게 기대어 눕는다. 반대쪽도 실시한다.

1

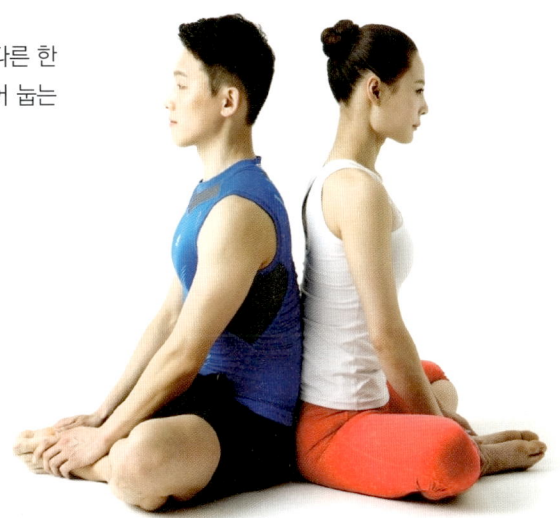

2

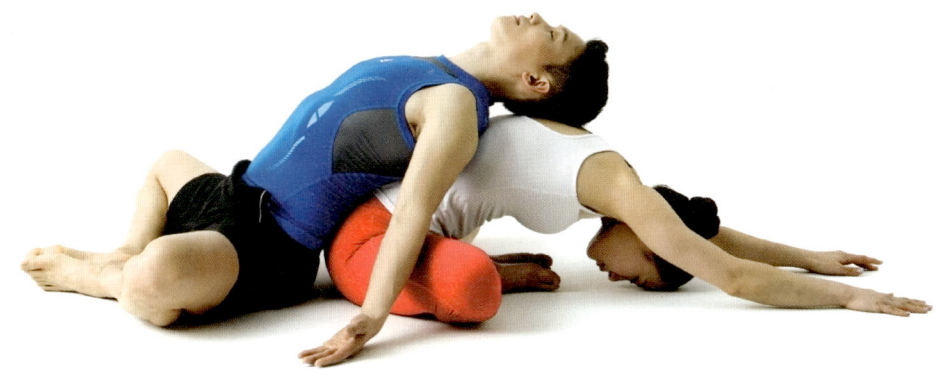

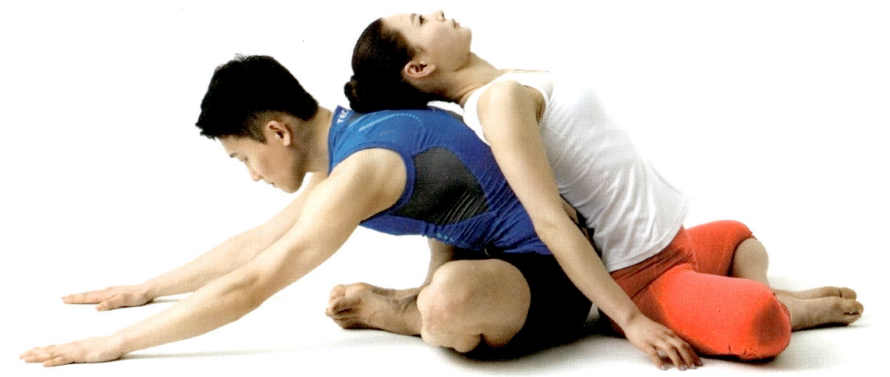

F2 등 대고 앉아 몸통 비틀기

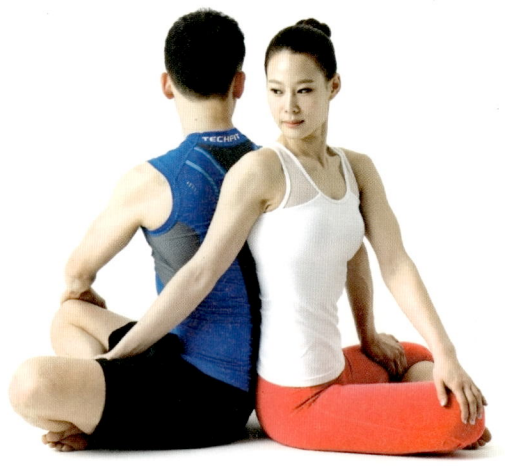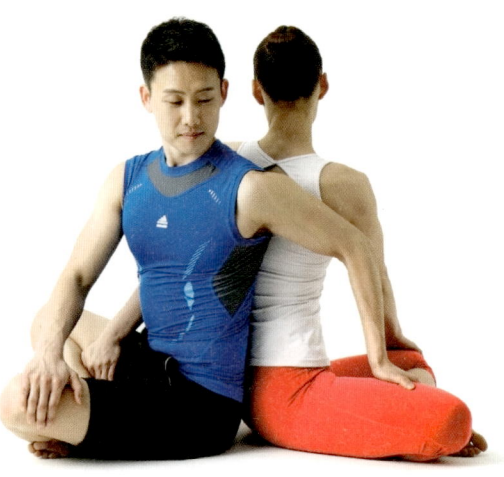

서로 등을 댄 채 허리를 펴고, 양반 다리로 앉는다. 몸통을 회전시킨다. 회전
하는 방향에 가까운 파트너의 허벅지를 잡고 몸을 돌리면 더 좋다. 반대쪽도
실시한다.

F3 발 대고 서로 들어 올리기

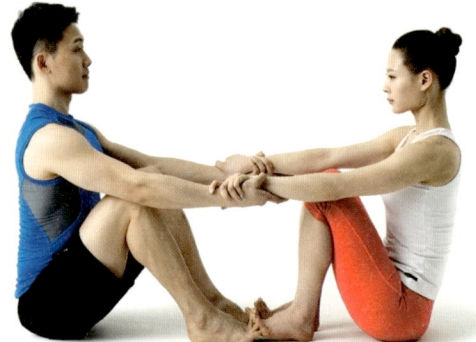

1 서로 마주 보고 앉아 상대방의 손목을 잡는다.
  무릎은 세우고 발끼리 맞닿게 한다.
2 맞닿은 발을 한쪽씩 들어 올린다. 이때 허리는
  펴고, 천천히 호흡하며 넘어지지 않도록 균형을
  잡는다.

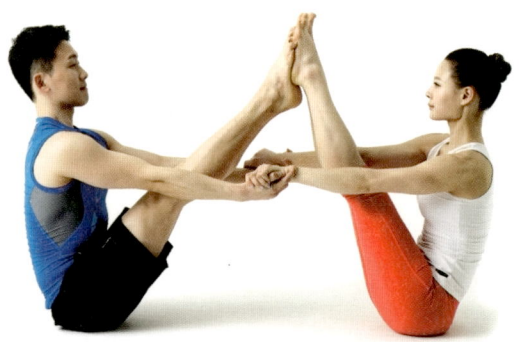

 **등 대고 서로 들어 올리기**

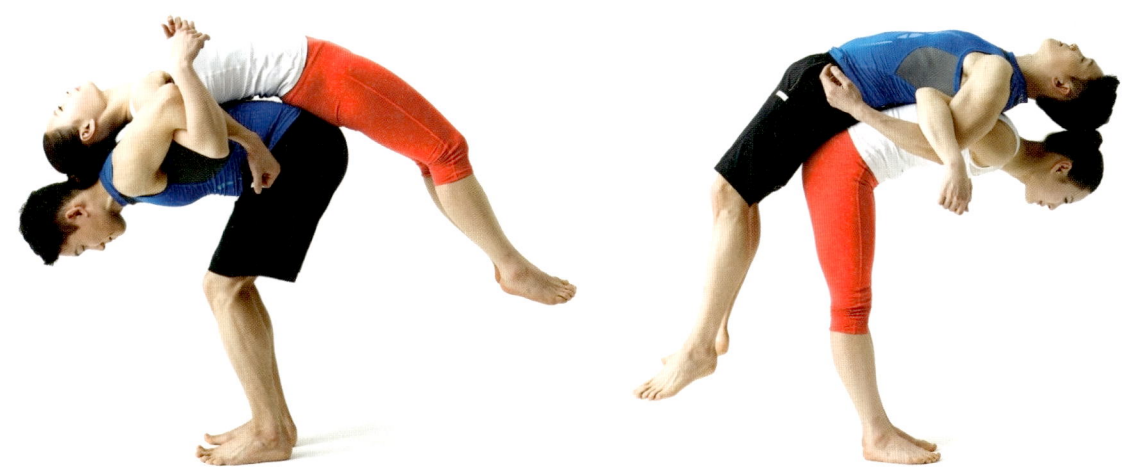

서로 등을 맞대고 선 뒤 양팔을 서로 감아 한 명이 먼저 상체를 앞으로 숙인다.
이때 엉덩이로 파트너의 허리 아치 부분을 받치며 천천히 들어 올린다. 반대쪽
도 실시한다.

 **손잡고 다리 들어 균형잡기**

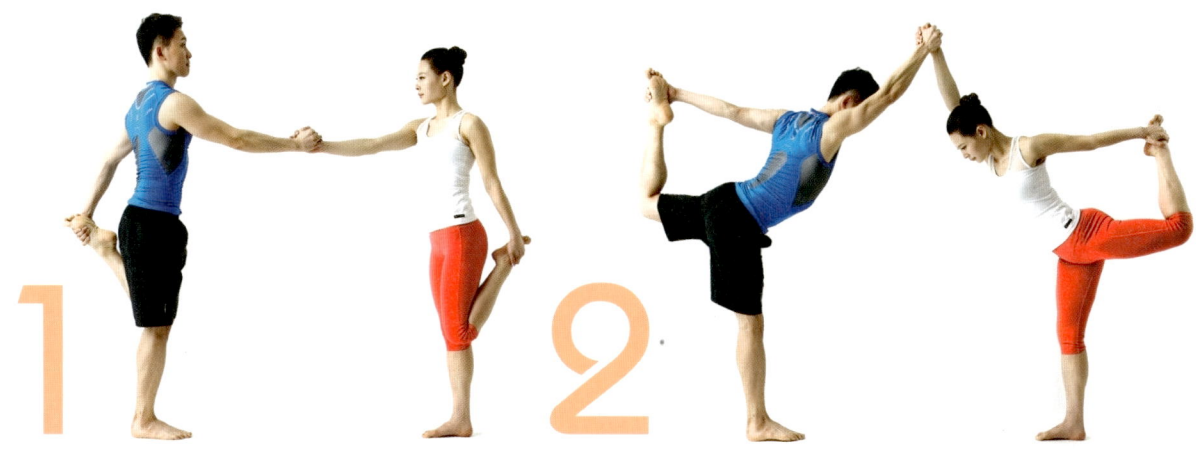

1 서로 마주 보고 서서 오른손을 맞잡고, 왼발은 뒤로 접어 왼손으로 발등 또는 발목을 잡는다.
2 왼손을 당겨 왼발을 끌어 당긴다. 동시에 몸을 앞으로 숙이고, 맞잡은 손은 위로 들어 올려 균형을 잡는다.
  반대쪽도 실시한다.

F6 다리 벌리고 앉아 상체 숙이기

1 서로 마주 보고 앉아 다리를 좌우로 넓게 벌린다. 이때 한 명은 파트너의 발목 또는 종아리 쪽에 발바닥을 얹는다.
2 파트너의 팔을 천천히 잡아 당기며 몸을 뒤로 눕힌다. 반대쪽도 실시한다.

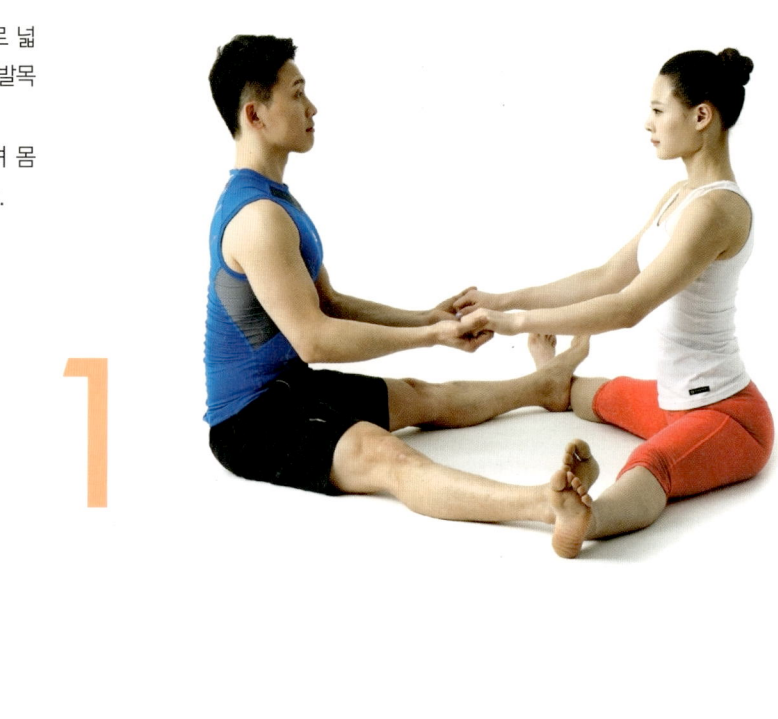

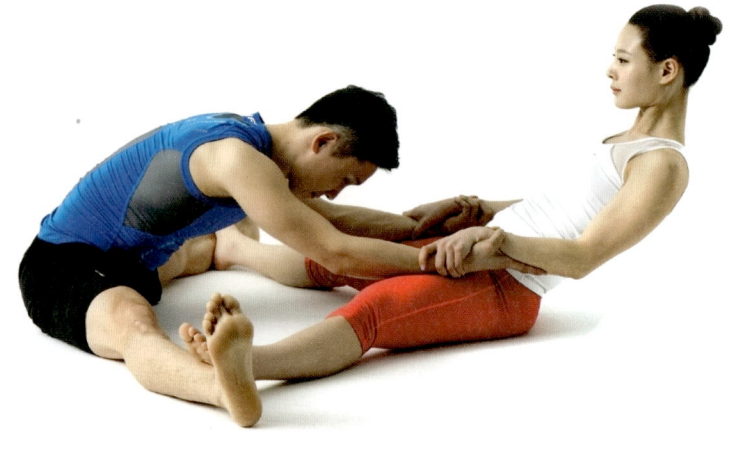

F7 등 대고 앉아 상체 숙이기

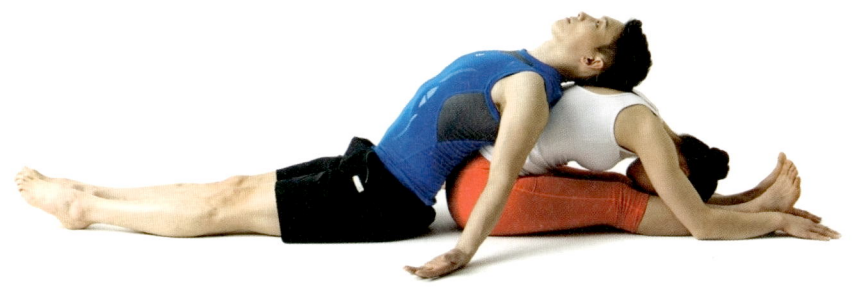

서로 등을 댄 채 앉아 다리는 앞으로
뻗고, 손은 편안하게 내려둔다. 한
명이 천천히 상체를 앞으로 숙인다.
이때 파트너는 부드럽게 뒤로 기댄
다. 반대쪽도 실시한다.

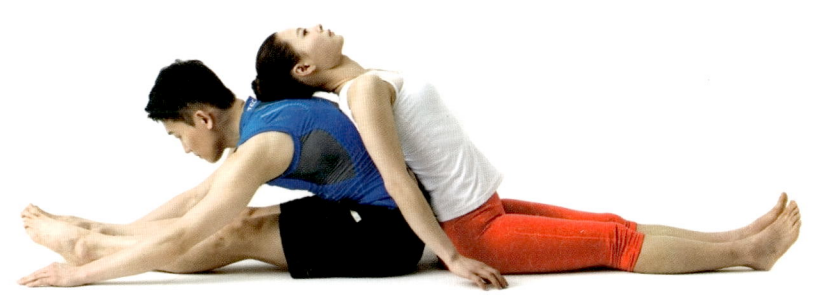

F8 누워서 몸통 비틀기

한 명이 바닥에 눕고, 양 무릎을 구부려
한쪽 옆으로 포개어 둔다. 파트너는 한
손을 양손으로 잡고 당기며, 동시에 한
발로 엉덩이 또는 허벅지를 지그시 눌러
준다. 반대쪽도 실시한다.

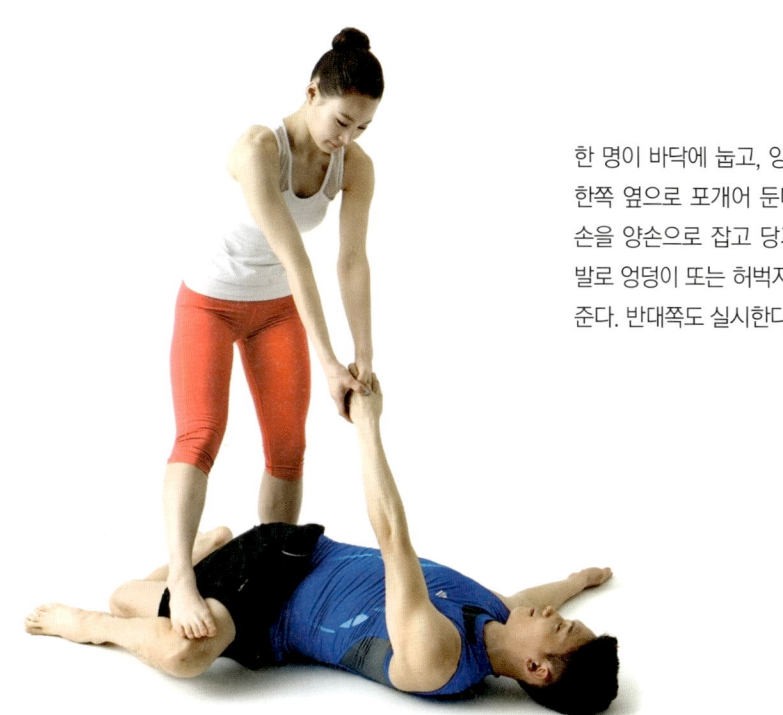

ANYTIME
ANYWHERE
15 MINUTES
TO FIT

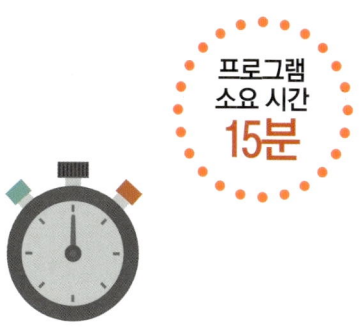

프로그램
소요 시간
15분

LOWER BODY
15 MIN
PROGRAM

'하체를 부탁해' 15분 프로그램

하체 운동을 좀 더 효과적으로 할 수 있도록 탄탄하게 구성된 15분 프로그램! 앞서 소개한 각 부위 동작들 가운데 몇몇 동작들을 뽑아 짧은 시간에 최적의 다이어트 효과를 볼 수 있도록 구성하였다. 쉬는 시간 없이 연속되는 동작들이므로 숨이 차거나 힘이 든다면 동작의 속도를 늦춰 차분히 숨을 고른 뒤 나머지 동작을 진행하자. 동작은 주어진 시간 동안 실시하고 시간이 지나면 몇 개 하지 못했더라도 다음 동작으로 넘어간다. 매일, 단 15분만 운동에 투자해 보자.

LET'S GET FIT!

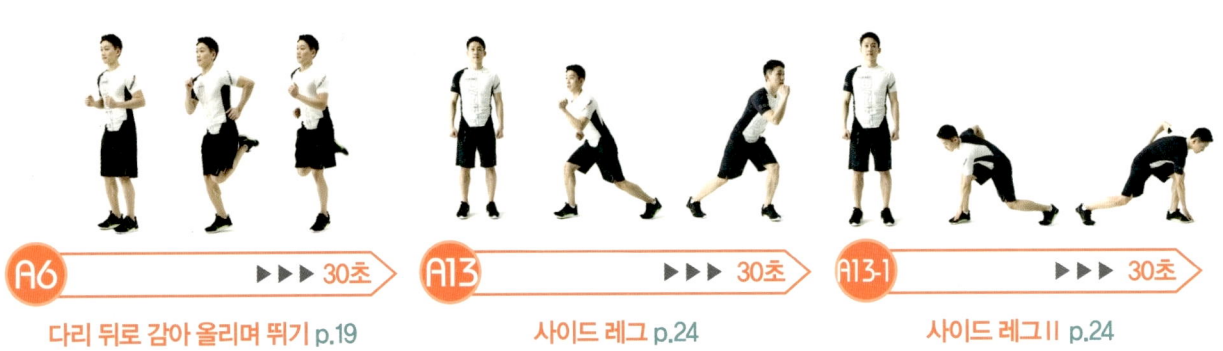

A6 ▶▶▶ 30초
다리 뒤로 감아 올리며 뛰기 p.19

A13 ▶▶▶ 30초
사이드 레그 p.24

A13-1 ▶▶▶ 30초
사이드 레그 II p.24

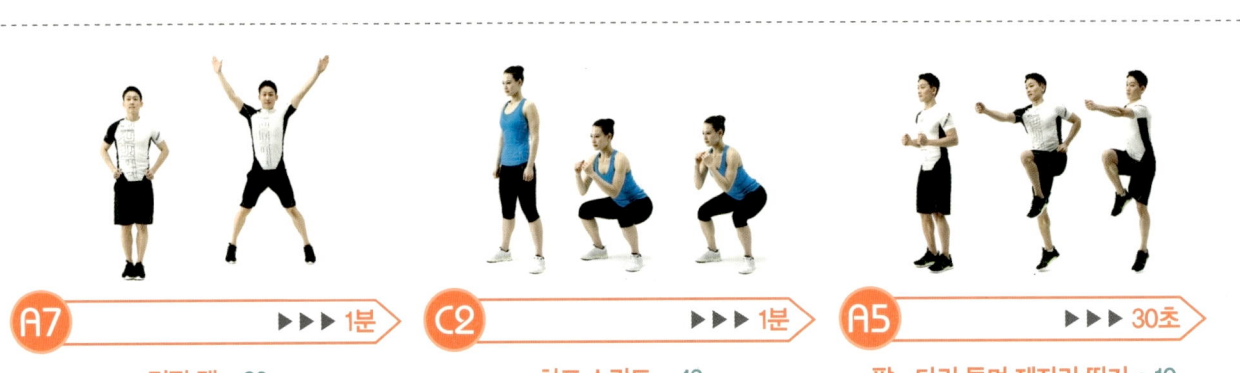

A7 ▶▶▶ 1분
점핑 잭 p.20

C2 ▶▶▶ 1분
하프 스쿼트 p.42

A5 ▶▶▶ 30초
팔 · 다리 들며 제자리 뛰기 p.19

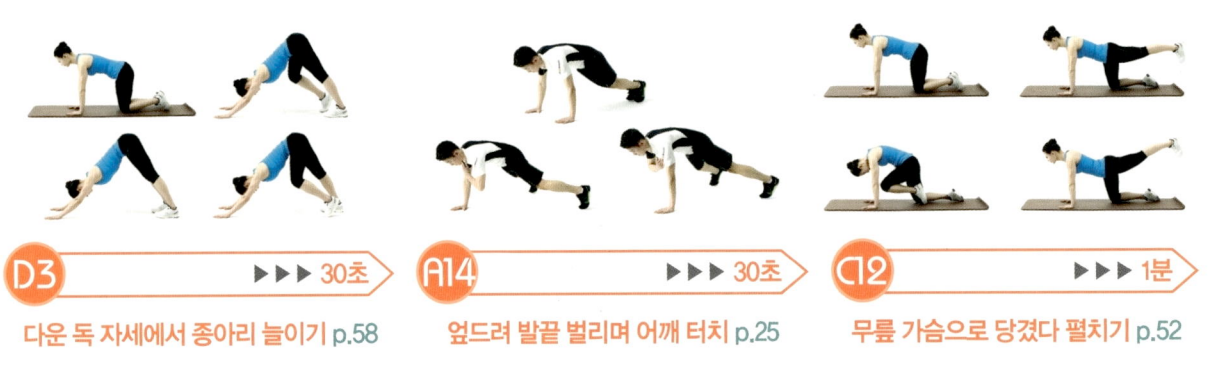

D3 ▶▶▶ 30초
다운 독 자세에서 종아리 늘이기 p.58

A14 ▶▶▶ 30초
엎드려 발끝 벌리며 어깨 터치 p.25

C12 ▶▶▶ 1분
무릎 가슴으로 당겼다 펼치기 p.52

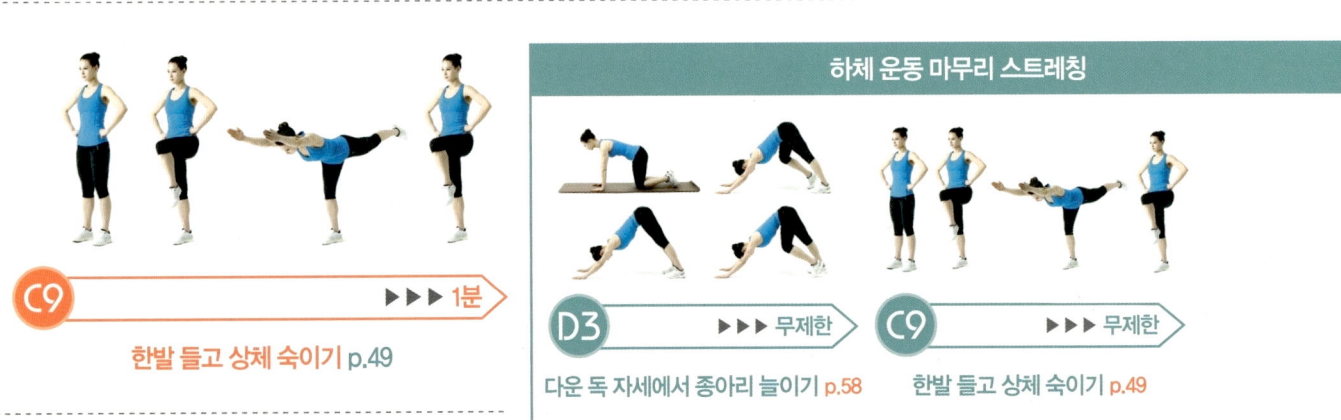

C9 ▶▶▶ 1분
한발 들고 상체 숙이기 p.49

하체 운동 마무리 스트레칭

D3 ▶▶▶ 무제한
다운 독 자세에서 종아리 늘이기 p.58

C9 ▶▶▶ 무제한
한발 들고 상체 숙이기 p.49

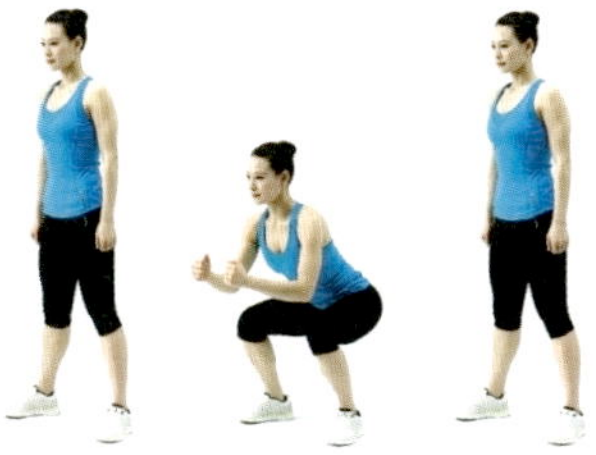

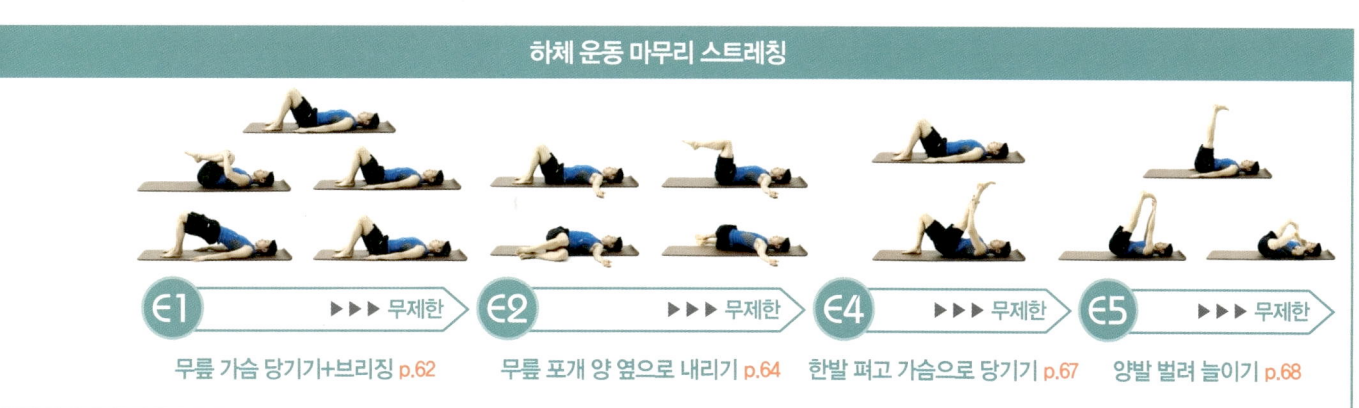

C1 ▶▶▶ 1분
스쿼트 p.41

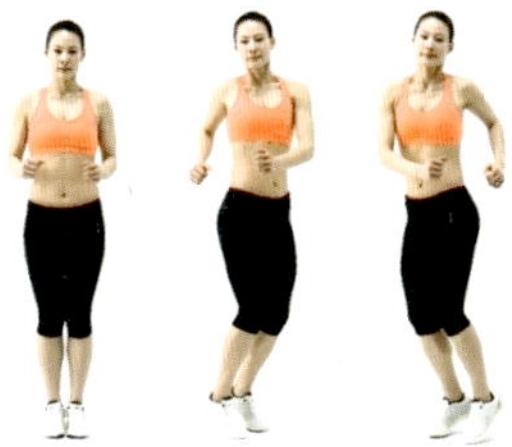

B4 ▶▶▶ 1분
몸통 비틀며 뛰기 p.33

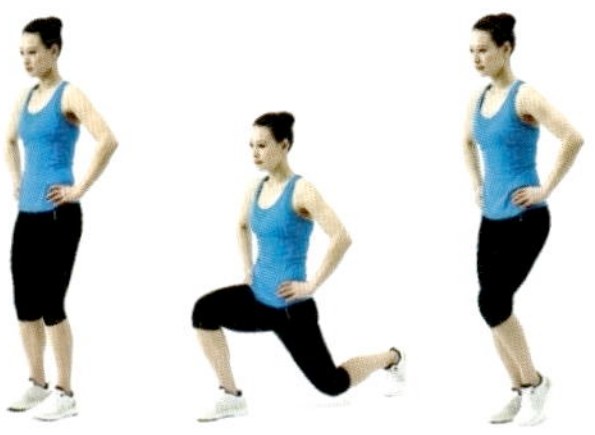

C7 ▶▶▶ 1분
백 스텝 런지 p.47

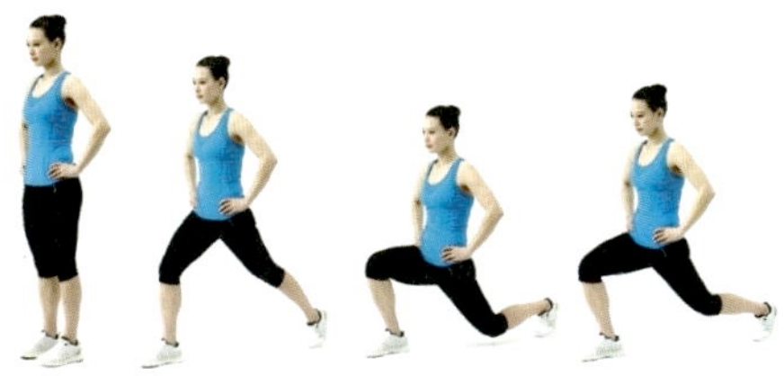

C5 ▶▶▶ 1분
하프 런지 p.45

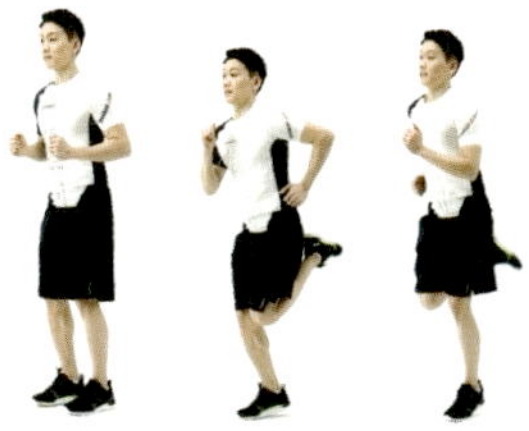

A6 ▶▶▶ 30초
다리 뒤로 감아 올리며 뛰기 p.19

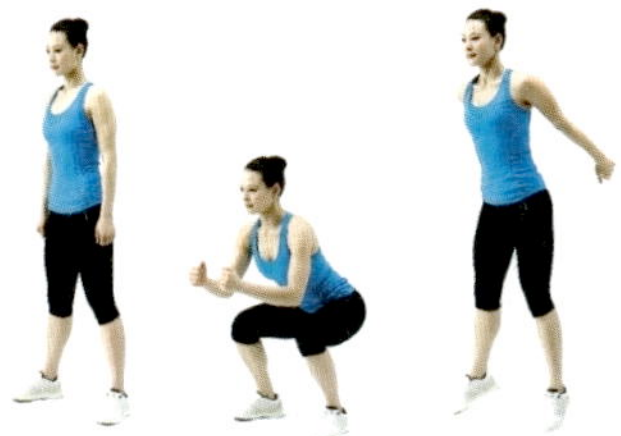

C3 ▶▶▶ 1분
미니 점프 스쿼트 p.43

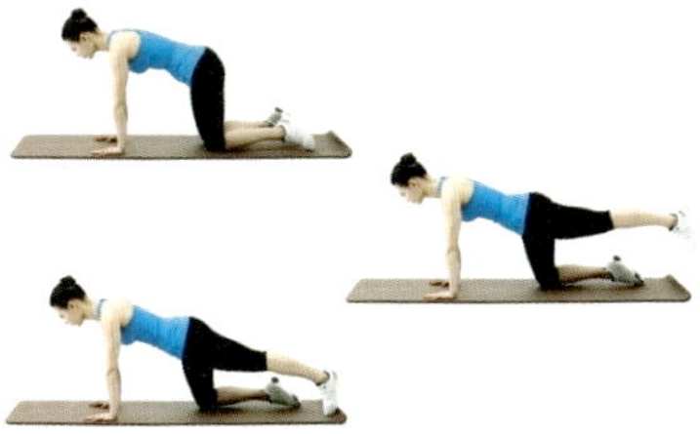

C11 ▶▶▶ 1분
한발 들어 발끝 터치 p.51

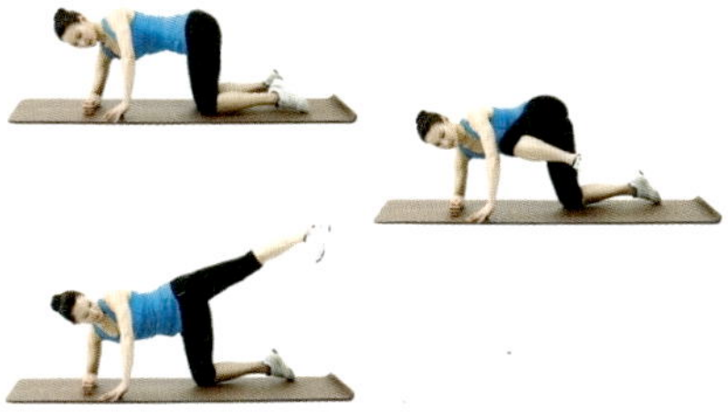

C13 ▶▶▶ 1분
발날 대각선 밀기 p.53

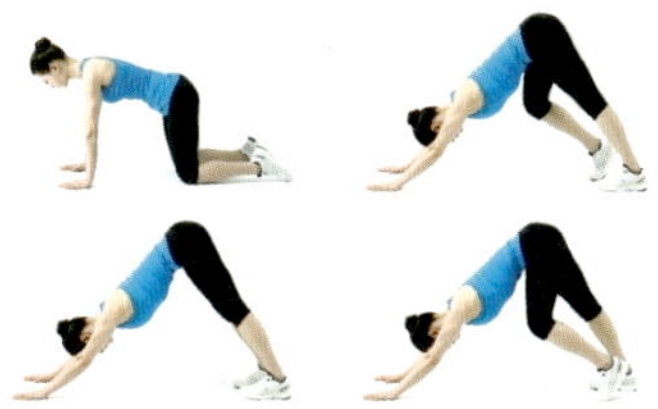

D3 ▶▶▶ 30초
다운 독 자세에서 종아리 늘이기 p.58

하체 운동 마무리 스트레칭

E1 ▶▶▶ 무제한
무릎 가슴 당기기+브리징 p.62

E2 ▶▶▶ 무제한
무릎 포개 양 옆으로 내리기 p.64

E4 ▶▶▶ 무제한
한발 펴고 가슴으로 당기기 p.67

E5 ▶▶▶ 무제한
양발 벌려 늘이기 p.68

하체를 부탁해

초판 1쇄 발행 2015년 6월 9일

지은이 김민선, 박진향
펴낸이 김영조
편집 김민정
마케팅 김종문
경영지원 정은진
외부스태프 디자인 ALL design group
　　　　　　촬영 이과용(일오스튜디오)
펴낸곳 싸이프레스
주소 서울시 마포구 어울마당로3길 5(합정동, 영광빌딩 201호)
전화 02-335-0385
팩스 02-335-0397
이메일 cypressbook@naver.com
홈페이지 www.cypressbook.co.kr
페이스북 www.facebook.com/cypressbook
블로그 blog.naver.com/cypressbook
인스타그램 @cypress_book
트위터 @cypressbook
출판등록 2009년 11월 3일 제2010-000105호

ISBN 978-89-97125-79-1 13690

· 책값은 뒤표지에 있습니다.
· 파본은 구입하신 곳에서 교환해 드립니다.

이 도서의 국립중앙도서관 출판시도서목록(CIP)은
e-CIP홈페이지(http://www.nl.go.kr/cip.php)에서
이용하실 수 있습니다. (CIP 제어번호: 2015013888)